供高等医学院校护理专业、卫生信息管理专业使用

护 理 信 息 学

主 编 沈小平 王 娟 叶 萌

科学技术文献出版社
SCIENTIFIC AND TECHNICAL DOCUMENTATION PRESS

·北京·

图书在版编目（CIP）数据

护理信息学/沈小平，王娟，叶萌主编 . —北京：科学技术文献出版社，2016.8
（2019.2 重印）

ISBN 978-7-5189-1804-1

Ⅰ.①护… Ⅱ.①沈… ②王… ③叶… Ⅲ.①护理学—医学信息学—教材
Ⅳ.①R47-05

中国版本图书馆 CIP 数据核字（2016）第 191633 号

护理信息学

策划编辑：张丽艳　　　责任编辑：张丽艳　　　责任校对：赵　瑗　　　责任出版：张志平

出　版　者	科学技术文献出版社
地　　　址	北京市复兴路 15 号　邮编　100038
编　务　部	(010) 58882938，58882087（传真）
发　行　部	(010) 58882868，58882870（传真）
邮　购　部	(010) 58882873
官方网址	www. stdp. com. cn
发　行　者	科学技术文献出版社发行　全国各地新华书店经销
印　刷　者	北京虎彩文化传播有限公司
版　　　次	2016 年 8 月第 1 版　2019 年 2 月第 8 次印刷
开　　　本	787×1092　1/16
字　　　数	182 千
印　　　张	10
书　　　号	ISBN 978-7-5189-1804-1
定　　　价	35.00 元

编 委 会 名 单

主　编　沈小平　王　娟　叶　萌
副主编　高清林　陈兴智　章　丹
编　委　（以姓氏笔画为序）

王　娟　上海思博职业技术学院

叶　萌　上海思博职业技术学院

孙　婷　蚌埠医学院

孙雪芹　蚌埠医学院

李　斌　上海思博职业技术学院

江流芳　苏州卫生职业技术学院

陈文健　上海交通大学附属儿童医院

陈兴智　蚌埠医学院

陈皇宇　南京军区南京总医院

周　辉　上海思博职业技术学院

沈小平　上海思博职业技术学院

沈惠德　上海思博职业技术学院

金缄东　上海思博职业技术学院

姚晨龙　上海交通大学附属儿童医院

高清林　上海思博职业技术学院

顾　丹　上海思博职业技术学院

章　丹　南京军区南京总医院

蒋　蓓　上海交通大学附属儿童医院

前　言

　　本人在医学教育领域内学习工作了 43 年，其中在原白求恩医科大学 12 年，上海交通大学附属第六人民医院 3 年，美国俄亥俄州立大学医学院 15 年，直至回国创办上海思博职业技术学院卫生技术与护理学院已 13 年。从国内的南方到北方，从东方的中国又到西方的美国，多年来在医学院校的学习工作经历使我深深感到，医学相关类教材如护理专业的教材编写工作是如此重要，而真正适合国内高等医护院校学生使用的教材却并不多见，教学效果亦不尽人意。

　　近年来随着医学信息学的飞速发展，对护理教育提出了更新更高的要求。美国印第安纳大学护理学院教授 McBride 博士认为，计算机和护理信息学已经改变了护理教育的整个面貌。美国圣路易斯大学护理学院教授 Grohar-Murray 博士也指出，护理信息学是计算机与信息科学同护理学的紧密结合，在管理分析和处理大量的数据、信息和知识方面极大地促进了护理质量的提高。自 2009 年我们发表首篇有关护理信息学及信息化护理实训基地建设的论文和自编教材以来，已多次在全国性学术会议及部分专业杂志发表了 20 余篇有关护理信息学的研究论文。我们曾在 2011 年组织编写出版了一本实用性及应用性较强的《护理信息学》教材，如今已过去 5 年了。鉴于近年来护理信息技术的飞速发展，使我们认识到有必要重新审视原有的知识和技能，并在此基础上编写一本适应当前教学任务的护理信息学教材。

　　本教材分为六章编写，依次为医院信息管理系统应用、护理信息管理系统应用、临床护理信息技术应用、医院护理办公信息技术应用、护理科研信息技术应用、护理教育信息技术应用。本次《护理信息学》的编写得到了上海思博职业技术学院和兄弟院校广大教师以及各教学实习医院有关专家学者的大力支持和帮助，特别是中华医学会医学信息学分会、上海市护理学会和科学技术文献出版社的鼓励和支持，在此一并表示衷心的感谢！鉴于我院建院历史较短，教学经验水平有限，加之本人才疏学浅，本书一定存在许多不足之处，恳请读者批评指正。

沈小平

2016 年 6 月于上海

目　　录

第一章　医院信息管理系统应用

第一节　医院信息系统的发展历程

一、医院信息系统的发展阶段

医院信息系统（Hospital Information System，HIS）是医院管理和医疗活动中进行信息管理和联机操作的计算机应用系统。HIS 是覆盖医院所有业务和业务全过程的信息管理系统，是利用计算机软硬件技术、网络通信技术等现代化手段，对医院及其下属各部门人流、物流、财流进行综合管理，对在医疗活动各阶段中产生的数据进行采集、存储、处理、提取、传输、汇总、加工生成各种信息，从而为医院的整体运行提供全面的、自动化的管理及各种服务的这样一种信息系统。按照学术界公认的 Morris F. Collen 所给的定义应该是：利用电子计算机和通信设备，为医院所属各部门提供患者诊疗信息（Patient Care Information）和行政管理信息（Administration Information）的收集（Collect）、存储（Store）、处理（Process）、提取（Retrieve）和数据交换（Communicate）的能力并满足授权用户（Authorized Users）的功能需求的平台。医院信息系统在国际学术界已被公认为是新兴的医学信息学（Medical Informatics）的重要分支，医院信息系统是现代化医院建设中不可缺少的基础设施与支撑环境。

国外电子计算机在医院的应用已有三十多年的历史，20 世纪 60 年代初，美国便开始了 HIS 的研究。著名的麻省总医院的 COSTAR 系统是 20 世纪 60 年代初开始开发并发展到今天的大规模临床患者信息系统。随着计算机技术的发展，20 世纪 70 年代，HIS 进入大发展时期，美日欧的医院，特别是大学医院及医学中心纷纷开发 HIS，成为医药信息学的形成和发展的基础。20 世纪七八十年代，美国的 HIS 产业已有很大发展。1985 年美国全国医院数据处理工作调查表明，100 张床位以上的医院，80% 实现了计算机财务收费管理，70% 的医院可支持患者挂号登记和行政事务管理。25% 的医院有了较完整的 HIS，即实现了病房医护人员直接用计算机处理医嘱和查询实验室的检验结果。10% 的医院有计算机全面管理的 HIS。发达国家医院信息系统发展至今取得了长足的进步，其中美国是全世界医卫信息系统研发、应用的领跑者，有许多举世公认的成功系统在医院有效地运转着，如盐湖城 LDS 医院的 HELP 系统，麻省总医院的 COSTAR 系统，退伍军人管理局的 DHCP 系统。

我国医院信息系统的起步也可追溯到 20 世纪 70 年代末，以南京军区医院用 DJS-313 小型机开发的医院信息系统软件为开端。随着信息技术的发展，医院信息系统在 20 世纪末、21 世纪初得到普及。2002 年，卫生部对国内 6921 家医院进行调查，其中有 2179 家建设了医院信息系统（HIS），占 31%，华东地区医院建设 HIS 比例接近 80%。2004 年中国医卫行业的 IT 投资规模为 35 亿元人民币，比 2003 年增长 25%，与其他行业相比 2004 年医卫行业的 IT 投资仍然保持着较高速度的增长。特别是近些年来，在政策不断支持，医院 IT 应用意识增强，云计算、大数据、移动互联网等新的信息技术的不断发展，运营商推动等多方面因素的影响下，国内医疗信息化行业快速发展，医疗信息化规模持续扩大。2012 年 8 月，原卫生部发布的《"健康中国 2020"战略研究报告》称，到 2020 年共 4000 亿的投资计划中，将包括 611 亿元预算进行"全民电子健康信息系统工程"建设，可以预见医卫行业依然保持着高速稳定的增长态势，IT 投资力度继续加大。

我国的医院信息系统起步于 20 世纪 70 年代末 80 年代初，虽然起步较晚但是发展较快，目前已经初具规模。纵观我国医院信息系统的发展，按照医院计算机应用类型分类，HIS 的发展主要分为四个阶段：一是单机应用，主要从事工资、人事、财务、药品、住院结算等事务管理，各应用间相互独立，数据不共享。二是部门子系统局域网应用，在子系统内的数据共享，如药品、财务、住院等管理子系统，但仍无法达到数据在整个医院的共享。三是整个医院单位内计算机网络的应用，个别规模大、条件好的医院对 HIS 进行了有益的探索和前期性的工作。四是医院之间通过网络的数据共享，通过 Internet 的连接医院之间可以实现远程医疗，通过共享患者的医疗信息对患者进行诊断和治疗。

按照 HIS 的功能划分，HIS 的发展也可以分为三个阶段：一是以支持医院的行政管理和事务处理业务的医院管理信息化阶段（HMIS），全院级的 HMIS 并不是各部门 MIS 的简单相加，它要求在全院实现各部门之间各种信息的共享；二是以患者信息的采集、存储、处理为中心的临床管理信息化阶段（HCIS），主要包括：医生工作站系统、护理信息系统、检验信息系统、放射信息系统、手术麻醉信息系统、重症监护信息系统、PACS 等；三是实现远程医疗和信息资源共享的局域医疗卫生服务阶段（GMIS）。

从总体发展来看，自 20 世纪 90 年代起，我国医院信息化建设有了长足发展，在全国 500 多家（三级甲）大型综合医院及 1000 多家县市以上二级医院中，有近 900 家大中小医院已经实施或正在实施 HIS。从经济状况来看，发达地区、省会城市医院无论在信息系统设计、开发、应用还是信息系统维护及系统升级能力等方面都具有较高的水平。经济相对落后地区信息系统的建设比较简单，技术水平低，局限在单一的门诊收费及药房管理上，但仍有很大的市场发展潜力。

二、HIS 系统软件结构发展历程

医院信息系统在我国医院应用至今，从第一代以解决收费为目的的系统到现在电子病历的时代到来，医院信息系统的应用正不断向深度和广度扩展。

（一）第一代信息系统 C/S 架构

第一代信息系统 C/S 架构获得了极大的成功。它成功地解决了信息共享、网络化应用等技术问题。在应用方面它重点解决了经济管理领域的问题。随着管理问题的解决，医疗方面的应用势在必行，医务人员对信息化的需求更加迫切。因为信息化的引入对于提高医疗质量和效率，有着不可替代的作用。单机版的医院信息系统是医院开始应用信息系统的主要形式，目前在我国各级各类医院中还能看见其身影，主要应用有：应急系统、单机的图像采集和报告系统等。单机系统的优点是结构简单、成本低、不容易受病毒破坏、最稳定。缺点是无法实现信息共享、归类和整理，无法实现信息集成。客户/服务器（C/S）的方式是医院信息系统在医院大规模应用的主要形式。它采用数据存储在后台服务器，应用程序放在客户端的方式，将应用和数据分层，各负其责。优点是结构简单，容易实现部署；数据可共享；图像界面友好，系统反应速度快。缺点是不容易更新，集成复杂。

（二）C/S 结构 + 中间层的方式

为克服 C/S 结构中客户端用户界面和应用逻辑放在一起，从而造成客户端异常庞大和修改业务逻辑困难的缺点，系统采取了将用户的应用界面放在前端，而业务逻辑设置在中间层，这样既克服了 C/S 结构的缺点，又保留了 C/S 结构的优点。该结构优点是业务逻辑修改方便；更新程序简单；方便系统集成。缺点是多出了中间层，硬件成本高；开发变得复杂。

（三）浏览器/服务器（B/S）方式

随着互联网技术的发展，B/S体系结构也会在医院的具体软件应用中越来越多。BS结构较之C/S结构主要是前端采用浏览器取代传统的应用程序，这样节约了安装成本，且提供了前端的通用性。优点是安装简单，易于部署客户端软件；多层架构，实行了表现逻辑、业务逻辑和数据的分离；支持跨网络的应用。缺点是实现成本高；界面不友好；反应速度慢；前后端交互困难。

三、我国医院信息系统的发展方向

医院信息系统属于迄今世界上现存的企业级（Enterprise）信息系统中最复杂的一类。这是由医院本身的目标、任务和性质决定的。它不仅要同其他所有 MIS 一样追踪管理伴随人流、财流、物流所产生的管理信息，从而提高整个医院的运作效率，而且还应该支持以患者医疗信息记录为中心的整个医疗、科学、科研活动。我国医院信息系统的发展方向为：一体化、集成化和标准化。目前我国的临床信息系统（CIS）、医学影像信息系统（PACS）和检验信息系统（LIS）等与国外发达国家相比还有些差距。现在我国一些先期信息化建设基础较好的医院逐渐转向或已经完成这些系统的建设，预计会加速发展。发展方向的主要特点是：

（一）从面向管理向面向医疗发展

这类系统一般都具有一定的知识处理能力和决策支持功能，医师可以用计算机处理病史记录和医嘱，为患者开处方；用计算机查询实验室报告和影像诊断报告；系统可以根据患者的历次检查结果向医师提出诊治咨询建议；医师可在办公室或病房直接阅读 CT、MRI、X 线、B 超等图像；护士可以用计算机做护理计划；计算机不仅可以供医院管理人员进行一般的管理事务处理，也可提供辅助的决策建议。

（二）从信息服务向智能服务发展

传统的医院信息系统一般只是提供常规医疗行政、财务、药品、器材、病案首页、医疗统计等方面的信息，是一种被动式的信息服务。新一代的医院信息系统不仅扩大了信息服务的内容、范围和功能，而且开始从信息服务向智能服务发展。

（三）从局域网向区域网、广域网发展

当一个医院有了自己的多用户的、分时的微机局域网络、客户/服务器系统的医院信

息系统以后，必然会出现区域网甚至广域网的需求。大规模的一体化的医院信息系统就其内涵和功能来说，决定了这种系统必须是一个大规模的计算机网络，是多个子网络系统互连的分布式系统，必须与院外的区域网和广域网连接，才能充分发挥系统的作用。

近些年出现的云计算就是将所有的计算资源集中起来，并由软件实现自动管理，无须人参与。它意味着计算能力也可以作为一种商品进行流通，就像煤气、水电一样，取用方便，费用低廉。因此，医疗卫生企业可以通过购买计算能力而无须自建相关设施就可以开展信息化建设，这使得企业无须为烦琐的细节而烦恼，能够更加专注于自己的业务，有利于创新。譬如建立并完善电子健康档案数据库、电子病历数据库，并搭建"健康云"平台，以求医问药、网上挂号系统等为基础，整合资源推出具有健康档案管理、个人健康信息服务、医疗服务网上获取等功能的公众健康云服务。通过无线网络传输可实现远程的运动、血压、血糖等各种生命体征数据采集和健康分析，市民足不出户就能完成远程体检，并可随时登录"健康云"平台，查询自己的健康档案。再譬如三甲医院进行转院治疗时，资料、病历、影像等都自己去拿，复印，厚厚的一摞资料，如果能够实现云计算平台的话，这些资料都可以远程获取和共享，仅仅需要支付相应的费用就可以获取。最主要的是，大量共享资料对于下一步诊断和治疗远比庞大的卷宗了然。

当然云计算应用也面临挑战，譬如云计算缺乏标准、云计算的数据安全性问题、网络带宽不足、云软件成熟度问题，还有用户体验方面，云计算作为一种 IT 基础设施与服务的交付和使用模式，颠覆了传统的计算资源的使用理念，用户的认知和接受程度将会深刻地影响未来医疗信息化的运作和发展模式。毕竟云计算技术的出现，将给医疗信息化建设带来一个全新的认识和发展前景。

（李斌、金缄东）

第二节　医院信息系统的组成构架

一、医院信息系统的体系结构

医院信息系统对医院及其下属各部门人流、物流、财流进行综合管理，对在医疗活动各阶段中产生的数据进行采集、存储、处理、提取、传输、汇总、加工生成各种信息，从而为医院的整体运行提供全面的、自动化的管理及各种服务，其中计算机软硬件技术、网络通信技术是不可缺少的基础设施与支撑环境。

（一）网络结构

系统结构中最内层是数据层，数据库服务器运行大型的数据库管理信息，存储着所有医院信息系统数据。主机系统在充分考虑先进性、高可靠性和可扩展性的同时，必须具有强大的容错能力，具备联机切换、联机在线升级和扩充能力，并支持冗余电源系统。为了数据的安全，可以在数据库服务器安装数据库自动备份系统。数据库服务器应使用小型机。数据库自动备份系统可以使用 PC 机，同时需要配置磁带机和磁带，以供备份时使用。中间层是应用层，医院的所有业务逻辑都在中间层实现，所有来自外部的接入都连接到应用服务器，通过应用服务器间接访问数据库，并将访问的结果返回给客户层。应用服务器可以采用 PC 服务器或者高档 PC 机。最外层是客户层，处理信息的输入、结果的显示和业务流程的控制。在中心局域网的基础上，客户层可以利用多种方式通过路由器接入应用层。

（二）软件结构

客户层的软件只用于对客户的数据输入、结果显示。医院信息系统业务纷繁复杂，各个医院业务模式不尽相同，这种状况与计算机管理的标准化要求显然是格格不入的。在目前尚无法完全统一业务流程的情况下，系统的逻辑层可以通过组件对象模型进行事务处理。在逻辑层，组件的类型包括：数据处理组件、业务逻辑组件、数据库访问组件。数据处理组件的作用是：接受客户端上传的数据，对数据进行解密，检查合格后，交付业务组件进行处理；对于业务组件处理过的数据，由数据处理组件进行数据组装、加密，下传给客户端。业务处理组件用户处理医院的各种相关业务。为了应对纷繁复杂的医院业务，业务处理组件分为标准业务组件和客户化业务组件。标准组件满足一般的医院业务，也就是大多数医院通用的流程，客户化业务组件是针对用户的特殊业务特点的专门组件。数据库访问组件是专门与数据库进行数据交互的组件。系统使用的组件系统可以采用分布式组件对象模型，它的编程模型非常简洁明了，使用该模型可以方便地将处于不同组件中的功能组合起来。使用组件模型的另一个优势是易于修改，当医院的某一部分业务发生变化时，只需要修改相应的组件，不需要对全部系统进行修改，这样既可以节约时间，又可以增加系统的稳定性。数据层是基于大型数据库的数据库管理系统，用于存放医院信息系统的所有数据。

二、医院信息系统组成

医院自身的目标、任务和性质决定了医院信息应该以患者医疗信息为核心，采集、整理、传输、汇总、分析与之相关的财务、管理、统计、决策等信息。医院信息总体可分为临床信息与管理信息两大类，从而可以看出医院信息系统是各类信息系统中最复杂的系统之一。根据数据流量、流向及处理过程，可将整个医院信息系统划分为以下五部分：临床诊疗部分、药品管理部分、经济管理部分、综合管理与统计分析部分、外部接口部分。

（一）临床诊疗部分

临床诊疗部分主要以患者信息为核心，将整个患者诊疗过程作为主线，医院中所有科室将沿此主线展开工作。随着患者在医院中每一步诊疗活动的进行产生并处理与患者诊疗有关的各种诊疗数据与信息。整个诊疗活动主要由各种与诊疗有关的工作站来完成，并将这部分临床信息进行整理、处理、汇总、统计、分析等。此部分包括：门诊医生工作站、住院医生工作站、护士工作站、临床检验子系统、输血管理子系统、医学影像子系统、手术室麻醉管理子系统等。

1. 门诊医生工作站

门诊医生工作站主要功能为：较好地协助医生完成日常的诊疗、诊断、医嘱、检验、检查、手术、会诊、转科、转院、出院等工作。

（1）基本信息查询

提供主治医生下的患者基本信息查询，包括姓名、性别、医保类别、身份证号、住院号、联系方式、住址、单位、床位号、入院诊断、护理等级、入院时间等信息。同时提供住院患者的费用信息、诊疗项明细、药费明细等查询。

（2）医嘱下达管理

协助医生开具、下达、停止和作废医嘱管理，支持国际疾病分类标准下达诊断，支持疾病编码、拼音、汉字等多重检索。医嘱主要包括药品医嘱、检验医嘱、检查医嘱、治疗处置医嘱、器材医嘱、护理医嘱、医嘱组套等，并对医嘱的开具自动进行判定，确认其符合规定格式内容，保障在下达医嘱后不得再进行更改。

（3）数据字典查询

提供各医保诊疗项的对照目录、药品对照目录、医嘱组套等查询。

（4）医嘱辅助管理

提供医生个人、科室、全院等各级数据字典套用，提供医嘱增补、作废的历史明细查询，并对医嘱提供备注，可输入相应信息。

（5）打印功能

支持疾病证明书、诊断证明、出院小结、手术申请、麻醉申请、转科申请、会诊申请、用血申请等所有医嘱和申请单的打印功能，符合有关医疗文件的格式要求，提供医生、操作者签字栏，相关打印文档由负责人签字生效。

（6）核算费用管理

提供医生权限管理，如用药范围、诊疗项目范围、科室、功能等。自动核算各类医保的医保内医保外费用、药费比、乙类药药费比、疾病主要病种费用等，支持医保费用查询、报表生成。

（7）病历管理

创建、编辑、封存和查询病历。

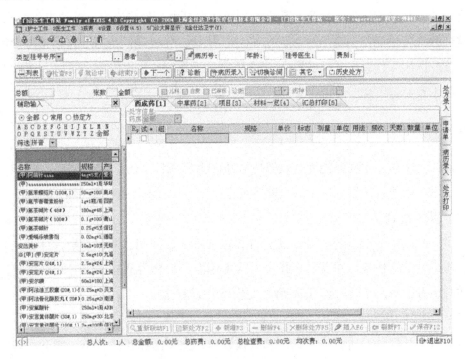

图1-1　门诊医生工作站界面

2. 住院医生工作站

住院医生工作站基本功能如下：

（1）自动获取或提供信息

包括：医生主管范围内患者基本信息、诊疗相关信息、医生信息、费用信息、合理用药信息。

（2）具备长期和临时医嘱处理功能

包括：医嘱的开立、停止和作废。

（3）提供合理用药信息

包括：常规用法及剂量、费用、功能及适应证、不良反应及禁忌证等。

（4）支持医生处理医嘱

包括：检查、检验、处方、治疗处置、手术、护理、会诊、转科、出院等。

（5）支持医生下诊断和疾病多重检索

支持医生按照国际疾病分类标准下诊断（入院、出院、术前、术后、转入、转出等）；支持疾病编码、拼音、汉字等多重检索。

（6）提供处方的自动监测和咨询功能

包括：药品剂量、药品相互作用、配伍禁忌、适应证等。

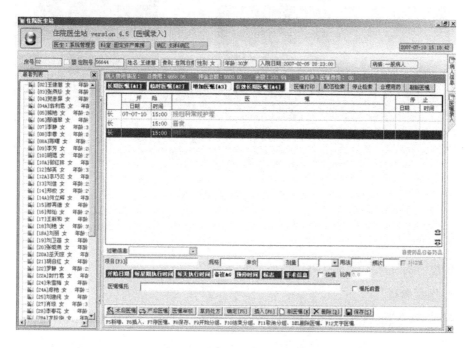

图1-2　住院医生工作站界面

3. 护士工作站

护士工作站基本功能如下：

（1）病房管理

住院患者信息管理，含其接诊、变更、转科、入院等信息；

显示病区内床位使用情况一览表，拥有患者每日清单管理功能，支持费用清单及其打印功能。

（2）床位管理

支持床位使用状态查询，并支持患者换床等，显示各床位的护理等级状况。

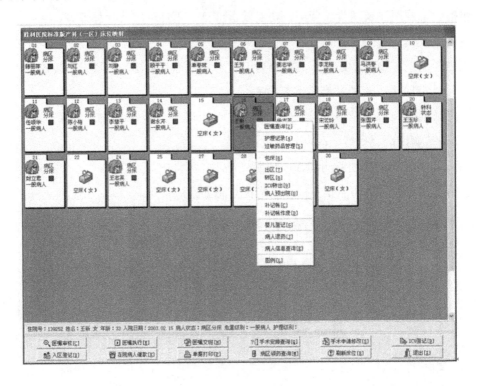

图1-3　床位管理界面

（3）患者信息管理

显示患者的临床体征及支持相关信息的打印。

（4）医嘱管理

对医生工作站的医嘱下达进行审核和执行确认，支持录入医嘱的执行情况，提供查询、打印、停止或作废医嘱审核处理信息，提供打印相关信息，支持医嘱查询。

（5）护士站管理

提供科室卫生器材的使用情况查询、支持材料申请单和领药单的打印，可以对药单、治疗单进行分类维护，支持录入皮试结果，能录入、打印检查、检验申请单及进行病案首页管理等。

（6）费用管理

对临床科室费用进行管理，可以统计、查询和打印统筹费用、自费药占药比、甲类药、乙类药、科室药比等多种数据，并支持统计护士站工作量，按需要选择时间范围进行查询，并支持相关结果的打印。

（7）药品管理

对药品的领取、核对、发放、退换等进行管理。

（8）单据打印

如打印检查化验申请单、住院费用清单（含每日费用清单），查询病区欠费患者清单，打印催缴通知单。

（9）打印病案首页

4. 临床检验子系统

临床检验子系统基本功能如下：

检验数据的采集和输入通过检验仪器的数据输出接口可与计算机联机，工作站从仪器自动采集结果数据后，在本地备份后再以指定的格式存入数据库服务器。

（1）预约管理

①预约处理：预约时间，打印预约单。

②预约浏览：查询预约情况。

（2）检验单信息

①患者基本信息：科室、姓名、性别、年龄、病例号、病区、入院诊断、送检日期等。

②检验相关信息：种类、项目、检体、结果、日期。

（3）标本管理

可标识标本，记录和显示标本的状态，处理不同标本的信息记录。对不同患者在特定时刻采集的某一类型的标本进行唯一标识，实现标识条码化、自动编号，同时在数据库中建立标本 ID 和患者 ID 关联，这样方便了后续标本的处理、信息提取和结果发布。条码的应用快捷、方便、准确，提高了系统速度。

（4）报告管理

可实现结果数据的输入、分析对照、修改和审核以及查询和打印检验报告单。我们在发送检验报告以前，必须对结果进行审核，对出现的极端病理值要重复检验。另外系统会显示此患者最近一次的检验数据以供对照，若给出的检验结果在正常值以外，会加以特别标识。系统具备的查询功能使医生和患者直接从电脑终端查看检验结果，既快速又避免了丢失化验单带来的麻烦。

（5）质量控制

采用计算机化的质量控制管理，检验人员能方便地进行工作量的统计，绘制质量控制图，从而掌握试剂的稳定性和仪器的准确性，做好室内质量控制。

（6）费用管理

可用于查询和统计检验项目的收费，与 HIS 中收费、住院子系统协同处理经济事务，还须向 HIS 住院子系统递交住院患者的检验电子通费单。

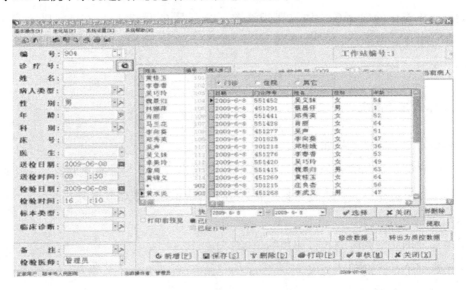

图1-4　临床检验子系统界面

5. 输血管理子系统

输血管理子系统基本功能如下：入库管理、配血管理、发血管理、报废管理、自备血管理、有效期管理、费用管理、查询与统计等。

6. 医学影像子系统

医学影像子系统基本功能如下：

（1）影像获取

①影像设备要求采用 DICOM 方式获取影像。影像设备无 DICOM 方式输出影像时，通过 Gateway 方式获取，取到的影像应该达到国家对影像质量的有关标准。

②无论标准 DICOM 方式，还是 Gateway 方式，系统均应该提供详尽的日志以供校验与核对。

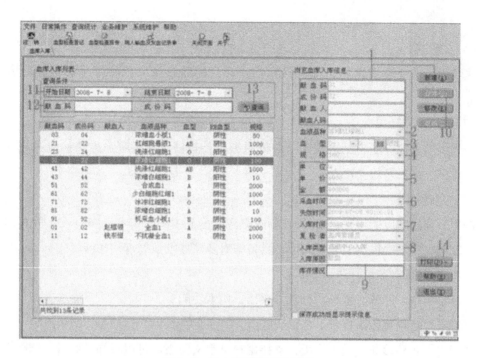

图 1-5　输血管理子系统界面

（2）影像存储

①要求系统能够存储目前影像技术中常用的不同类型的医疗影像。

②要求系统在存储影像时，采取无压缩（原始数据）或者无损压缩方式进行存储。

③系统应依据不同的设计提供各类日志，例如：数据整理日志，数据备份日志，重复或错误数据修正日志等，以备核对与校验。

（3）影像通讯

①医学影像系统通讯要求完全遵循 DICOM 3.0 国际标准。系统中应该至少保存 7 天以上的影像通讯 DICOM 细节日志。

②仪器设备传送影像资料到影像系统的通信过程，应尊重仪器设备的特性，同时参照计算机网络安全标准以保障仪器设备的正常工作。

（4）影像浏览

影像诊断的工作站，呈现的影像要求达到数字化仪器设备终端所表现出来的影像质量。若影像来源为非数字化设备，其影像的呈现质量必须符合诊断要求。

（5）胶片打印

①支持标准 DICOM 文件的普通打印，并可以对打印进行相关打印设置。

②支持标准 DICOM 文件的激光相机打印，并可以选择设备，按 DICOM 标准进行打印

操作。

（6）读片会议

医学影像系统应能满足影像科日常读片会议的需求及临床科室在影像会诊方面的需求。

（7）远程会诊

医学影像系统应能满足远程医疗咨询对影像传输需求；远程影像会诊应该允许一对一、一对多、多对多的会诊方式。

（8）影像教学

医学影像系统应能够支持 DICOM 标准影像转换到 BMP，JPG，TIF，AVI 等常用影像格式。方便收集、提供典型教学图像，具备编辑多媒体教学幻灯片功能。

（9）诊断报告

①具备编辑、修改、审核、分发、存档、检索功能。

②能实现结构化诊断报告。

③能提供各种诊断、报告模板，支持用户自定义模板。可以添加、编辑、删除模板。

④可引用患者其他检查结果及临床信息。

⑤方便调用诊断工作站，对应选中的患者信息调出图像信息进行诊断。

⑥实现图像和诊断报告统一管理。

⑦具有诊断报告打印功能，可以对报告打印的格式进行自定义，例如标题、放置位置等信息。

⑧具有报告浏览功能，供其他科室进行报告浏览，并可根据一些关键字进行查询报告信息，但要保证其只读性。

7. 手术室麻醉管理子系统

手术室麻醉管理子系统基本功能如下：

（1）手术前

用于收集和显示患者术前信息和其他相关病史资料，以便麻醉师对患者情况进行进一步评估，并根据不同病例制定相应的治疗和麻醉计划。主要功能包括：患者基本信息、术前准备信息、术前参考条件、心血管系统情况、各内脏器官情况、循环系统情况、神经系统情况。

（2）手术中

用于记录手术过程中各种临床事件和来自其他仪器的监测参数，并实时显示麻醉记录单和趋势数据图表。主要功能包括：

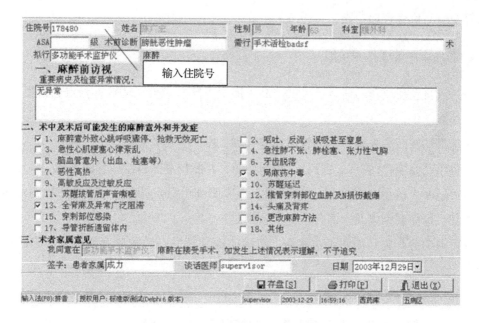

图1-6　手术室麻醉管理子系统界面

①自动采集和显示各种生命指征及其他临床数据的趋势及波型曲线。

②实时术中趋势显示、在手术过程中自动生成并实时显示麻醉记录单。

③方便地使用条形码阅读器或者内置特定加药/事件向导记录术中用药和重大事件。

④在麻醉安全日志中自动记录异常参数和设备报警。

⑤可手动输入数据，在严格的权限管理的前提下，可以对麻醉过程中的数据进行修改并在日志中记录修改信息。

（3）手术后

用于术后恢复评估，术后麻醉总结以及患者转出处理。应用程序提供回顾和编辑麻醉报告的功能，并允许处理各种其他相关信息，如临床质量控制的数据报告。

主要功能包括：手术记录、麻醉记录、用药和术中事件的回顾、术中安全记录、临床质量评估，提供汇总功能，提供费用信息。

（二）药品管理部分

药品管理部分主要包括药品的管理与临床使用。在医院中药品从入库到出库直到患者的使用，是一个比较复杂的流程，它贯穿于患者的整个诊疗活动中。这部分主要处理的是与药品有关的所有数据与信息。共分为两部分，一部分是基本部分，包括：药库、药房及发药管理；另一部分是临床部分，包括：合理用药的各种审核及用药咨询与服务。总之，药品管理子系统应当包括药品库房管理、门诊药房管理和住院药房管理、药品会计核算及药品价格管理功能。

1. 药品库房管理基本功能

录入或自动获取药品信息、提供药品入库、出库、调价、调拨、盘点、报损、丢失、退药等功能。

①提供特殊药品入库、出库管理功能（如：赠送、实验药品等）。

②提供药品库存的日结、月结、年结功能，并能校对账目及库存的平衡关系。

③可随时生成各种药品的入库明细、出库明细、盘点明细、调价明细、调拨明细、报损明细、退药明细以及上面各项的汇总数据。

④可追踪各个药品的明细流水账，可随时查验任一品种的库存变化人，出、存明细信息。

⑤自动接收科室领药单功能。

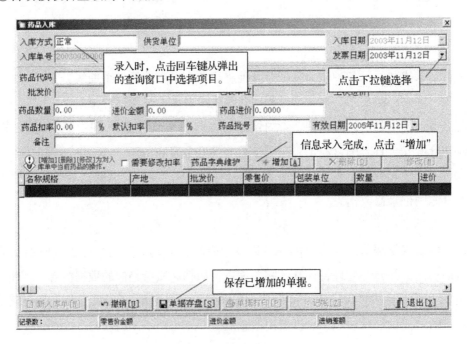

图 1-7　药品入库界面

⑥提供药品的核算功能，可统计分析各药房的消耗、库存。

⑦可自动调整各种单据的输出内容和格式，并有操作员签字栏。

⑧提供药品字典库维护功能（如品种、价格、单位、计量、特殊标志等），支持一药多名操作、判断识别，实现统一规范药品名称。

⑨提供药品的有效期管理，可自动报警，统计过期药品的品种数和金额，并有库存

量提示功能。

⑩对毒麻药品、精神药品、贵重药品、院内制剂、进口药品、自费药等均有特定的判断识别处理。

⑪支持药品批次管理。

⑫支持药品的多级管理。

2. 门诊药房管理功能

①门诊发药：直接为患者发药，发药操作是门诊药房发药人员接收患者处方、核对处方中的药品与门急诊收费处传来的患者处方药品信息过程。确认发药后自动更新库存量。

②门诊退药：对患者已收费的药品进行冲减，冲减后系统自动更新库存量，并建立退药药品账单及其明细。

③药品估价：患者对医生所开的药到药房进行估价。

3. 住院药房管理功能

接收病区传来的药品医嘱、并进行摆药管理（生成摆药单，支持按日期、科室、发药类型和状态等多种摆药方式），针对不同的药品用法、发药方式、停嘱时间，对不同病区进行发药、出院带药处理，在发药确认后更新库存，并确定患者费用，药品费用信息自动传送到住院结算系统，自动扣除住院押金等。

4. 制剂管理基本功能

制剂库房管理，制剂的半成品、成品管理，制剂的财务账目及报表分析等功能。

5. 合理用药咨询功能

提供处方或医嘱潜在的不合理用药审查和警告功能、药物信息查询功能、简要用药提示功能。

（三）经济管理部分

经济管理部分属于医院信息系统中的最基本部分，它与医院中所有发生费用的部门有关，处理的是整个医院中各有关部门产生的费用数据，并将这些数据整理、汇总、传输到各自的相关部门，供各级部门分析、使用并为医院的财务与经济收支情况服务。包括：门急诊挂号，门急诊划价收费，住院患者入、出、转，住院收费、物资、设备，财务与经济核算等。

1. 门急诊挂号子系统

门急诊挂号子系统基本功能如下：

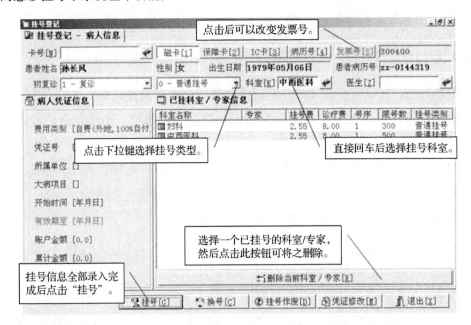

图1-8 挂号界面

（1）初始化功能

建立医院工作环境参数、诊别、时间、科室名称及代号、号别、号类字典、专家名单、合同单位和医疗保障机构等名称。

（2）号表处理功能

（3）挂号处理功能

（4）退号处理功能

（5）查询功能

（6）门诊病案管理功能

（7）门急诊挂号收费核算功能

能即时完成会计科目、收费项目和科室核算等。

（8）门急诊患者统计功能

能实现按科室、门诊工作量统计的功能。

（9）系统维护功能

能实现患者基本信息、挂号费用等维护。

2. 门急诊划价收费子系统

门急诊划价收费子系统基本功能如下：

（1）初始化功能

包括医院科室代码字典、医生名表、收费科目字典、药品名称、规格、收费类别、患者交费类别等有关字典。

（2）划价功能

（3）收费处理功能

（4）门急诊收费报销凭证打印功能

（5）结算功能

（6）统计查询功能

（7）报表打印输出功能

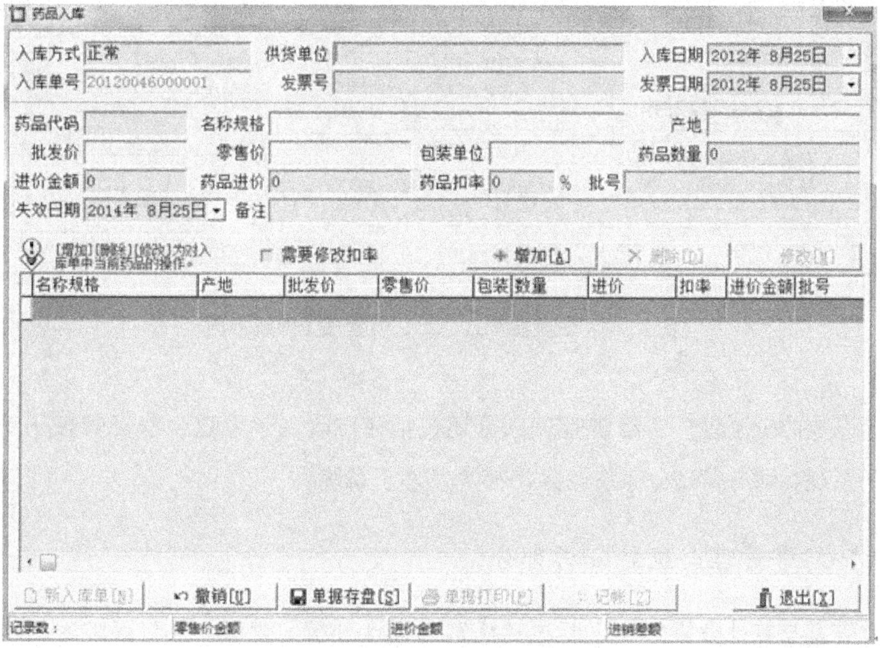

图 1-9　药品入库界面

3. 住院患者入、出、转管理子系统

住院患者入、出、转管理子系统基本功能如下：

（1）入院管理

（2）预交金管理

（3）住院病历管理功能

（4）出院管理

（5）查询统计

（6）床位管理功能

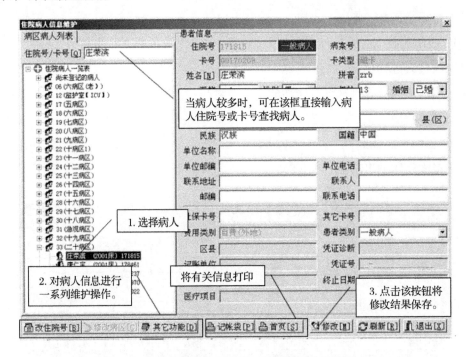

图1-10　住院患者入、出、转管理子系统界面

除了以上的子系统外，经济管理部分还包括住院收费子系统、物资管理子系统、设备管理子系统、财务管理分系统与经济核算管理子系统。

（四）综合管理与统计分析部分

综合管理与统计分析部分主要包括病案的统计分析、管理，并将医院中的所有数据汇总、分析、综合处理供领导决策使用，包括：病案管理、医疗统计、院长综合查询与分析、患者咨询服务。

1. 病案管理子系统

病案管理子系统基本功能如下：

（1）病案首页管理

所包含的内容有：患者基本信息、住院信息、诊断信息、手术信息、过敏信息、患者费用、治疗结果、院内感染和病案质量等。

（2）病案的借阅

病案的借阅是病案管理的重要组成部分，基本功能包括：借阅登记、预约登记、出库处理、在借查询、打印应还者名单和借阅情况分析。

（3）病案的追踪

（4）病案质量控制

（5）患者随诊管理

2. 医疗统计子系统

医疗统计子系统基本功能如下：

（1）数据收集

包括：门诊患者统计数据（包括社区服务活动）；急诊医疗统计数据；住院患者统计数据；医技科室工作量统计数据。

（2）提供门诊、急诊统计报表

包括：门急诊日报表、月报表、季报表、半年报表和年报表。

（3）病房统计报表

包括：病房日报表、月报表、季报表、半年报表和年报表。

（4）门诊挂号统计

（5）患者分类统计报表

（6）卫生主管部门的报表

（7）统计综合分析

3. 院长综合查询与分析子系统

综合查询与分析子系统基本功能如下：

（1）医院财务管理分析、统计、收支执行情况和科室核算分配信息

（2）医院药品进出库额管理，药品会计核算和统计分析

（3）重要仪器设备使用效率和完好率信息

（4）后勤保障物资供应情况和经济核算

（5）门诊挂号统计、收费分项结算、科室核算信息及门诊月报

（6）住院收费分项核算、各科月核算、患者费用查询、患者分类统计信息

（7）医院社会及经济效益年报信息

（8）医技情况报表、医院工作指标、医保费用统计信息

通过医生对医院业务收入、医疗信息、药品信息、患者信息、人事行政、总务后勤等方面的全面查询、统计、核算、分析，使医院领导及时掌握医院各部门科室运行情况、各医疗科室患者情况、医院资金周转使用情况以及其他各种信息，及时调整工作重点，为医院领导的决策管理提供参考。经济核算分析灵活、实用性强，支持用户自定义（报表的内容、算法以及报表的数量）决策、分析、报表功能，根据医院管理模式和管理深度而非常容易地进行相适应的客户化修改，从而满足医院不同的发展阶段、不同的管理角度、不同的核算分析和不同用途的医院管理的各项要求和指标，满足医院各科室工作的科学化、数字化和个性化的要求。可以加强医院领导对各业务部门费用使用的控制掌握，避免不必要的资源浪费，辅助医院领导决策。

4. 患者咨询服务子系统

患者咨询服务子系统基本功能如下：

医院简介、名医介绍、就诊指南、收费查询、药理信息查询、检查项目查询、检验项目查询、保险费用咨询、保健知识查询、地理位置图查询等。

（五）外部接口部分

随着社会的发展及各项改革的进行，医院信息系统已不是一个独立存在的系统，它必须考虑与社会上相关系统互联问题。因此，这部分提供了医院信息系统与医疗保险系统、社区医疗系统、远程医疗咨询系统等接口。

（李斌、金缄东）

第三节 医院信息化建设和作用

一、医院信息化建设的意义

①随着我国医疗卫生体制改革的必然深化，医疗卫生事业已逐步走向标准化、规范化和市场化，医院既往的管理模式已经不能适应新时代的形势发展，信息技术在医疗卫

生行业的应用势在必行，因而，对医院信息化建设的管理者和医院信息化建设项目工程实施者进行系统培训也同样势在必行。

②庞大的医疗体系、大量的数据信息，靠人工管理已经不足以满足现代医院对管理水平的需求。对药品的调价通过网络立即传输到门诊，门诊也就可以最快最新的价格进行收费。药房通过收费处的处方核对发药，对不合格的处方或多收、漏收的处方及时反馈，从而杜绝多收或漏收现象。通过信息系统管理，患者出院打印清单清晰明了、简单易行。信息系统在方便患者的同时，也方便了医院不同部门之间的沟通和对药品出入每个环节的监管。如：临床科室可以监督影像科、检验科等功能科室的收费情况；药房通过信息管理发现药品的差错，从而避免错收或漏收。另外规范医院的流程，提高医院各项工作的效率和质量。比如药房和药库盘点，以前要一个星期，现在一天时间就行。还有基本的医疗数据采集工具，在帮助医院的日常管理、医疗活动和经济核算等方面正发挥越来越大的作用。

二、医院信息化建设的作用

①信息化建设让资源共享网络化、办公系统自动化、医学图像数字化、信息采集无线化、数据传输信息化、安全监控可视化，展示了数字化医院的整体效能。远程医学信息网、社会医疗保险网，实现了"无纸化办公、无线数据传输、无胶片诊断"和远程医疗的格局。

②医院依托先进的数字化管理平台使管理走向现代化、科学化、正规化。实现全成本核算、综合绩效管理、三级分科、医护独立运行，实现了医疗、药品、经济和人力资源四条线的全面数字化管理，完全做到了工作有序化、办公自动化、价格透明化、管理现代化、患者看病方便最大化。

③医院的信息化从整体上大幅度提升了医院的运营效率，提高了医院的核心竞争力，彻底改变了医院的管理模式和工作流程。流程的优化使患者就医更加简便快捷，较好地解决了传统管理模式下患者就诊的"三长一短"现象，实现了自动化管理，规范了就诊秩序，极大地方便了患者。

（李斌、金缄东）

第二章　护理信息管理系统应用

第一节　医院护理信息系统现状

护理信息系统（Nursing Information System，NIS）系指一个由护理人员和计算机组成，能对护理管理和业务技术信息进行收集、存储和处理的集合。它是医院信息的重要内容，是医院信息管理系统的一个子系统，包括护理工作量，护理质量控制，整体护理，护士技术档案，护理教学、科研，护理物品供应，医嘱处理，差错分析，护士人力安排（排班）等护理信息。护理信息系统和医院信息系统是互相关联的：一方面，护理信息系统从医院信息系统获得大量的人、财、物方面的基本信息；另一方面，护理信息系统产生的大量护理质量信息又依托医院信息系统传输到各个部门和系统，为各部门共享，并成为医院信息全面管理的一部分。最终通过 NIS 掌握护理工作状况，充分发挥各级指挥系统功能，使护理工作得以惯性运行。NIS 在国外已广泛应用，近 10 年来也在国内各大医院运用。

一、护理信息分类系统的发展现况

NIS 设计开发的一个重要基础就是标准化，只有标准化才能使信息进行交换和共享，从而实现各种功能。标准就是在一定范围内人们能共同使用的对某类、某些、某个客体抽象的描述与表达。护理信息的标准化是特指信息标准化在护理领域的具体应用。它涉及护理学术内容的标准化、学科信息管理指标体系的建立及专业信息分类与编码等三个主要方面的内容，护理信息分类系统就是护理信息标准化的重要体现，是护理信息共享的保障，也是护理信息系统当前所面临的挑战之一。

20 世纪 80 年代末期发展起来的护理最小数据集（Nursing Minimum Date Set，NMDS）

包括护理诊断、护理行为和处理、护理相关的患者疗效以及护理强度。一旦临床数据被统一定义，护理工作者就可以用统一的术语来描述和比较患者的问题、患者的护理程序、护理结果和为跨单位医护提供所需要的资源。全世界有几种处于试验、试用和推广不同阶段多个术语系统，其中包括国际通用的国际护理实践分类（International Classification for Nursing Practice，ICNP），另外还有英国的 read 编码的护理术语系统，加拿大的健康干预分类（CCI），德国的"Galen"术语系统，北美护理诊断协会编码（North American Nursing Diagnosis Association，NANDA）的护理诊断系统、护理干预分类（Nursing Interventions Classification，NIC），Omaha 系统的护理处理术语系统及其他系统。

1. NANDA 北美护理诊断协会编码系统

NANDA 码用来描述患者对疾病的反应，而不是像 ICD-9-CM 那样着重描述疾病本身。NANDA 码很紧凑，一共三四页，它是按九个人体反应模型组织的，即交换、沟通、关系、评价、选择、感情、领悟、了解和感觉。

形态 1：交换

1.1.2.1　营养失调：高于机体需要量

1.1.2.2　营养失调：低于机体需要量

1.1.2.3　营养失调：潜在的高于机体需要量

1.2.1.1　有感染的危险

1.2.2.1　有体温改变的危险

1.2.2.2　体温过低

1.2.2.3　体温过高

1.2.2.4　体温调节无效

……

形态 2：沟通

2.1.1.1　语言沟通障碍

……

形态 3：关系

3.1.1　社交障碍

3.1.2　社交孤立

……

2. 国际护理实践分类系统

ICNP 由国际护士会（ICN，International Council of Nurses）研发。1990 年国际护理协会（ICN）发起了建立国际护理实践分类（ICNP）专案，向各国护理学会收集所使用护理分类的状况，1999 年推出了 Beta 版。2000 年，欧洲一些国家，如德国、瑞典、意大利等开始研发基于 ICNP 的护理电子病历系统。ICNP 是一部描述护理事件和处理的专业词汇参考指南，ICNP 来源于若干已有的分类和术语系统。

我国香港和台湾地区的学者已经开始关注并研究美国护理标准化数据集的引进、迁移和本土化。虽处于探索阶段，但将 NANDA 护理诊断和 Gordon 健康评估引入护理信息系统，用于书写电子护理计划和护理记录，并开展了将 NANDA、NIC、NOC 链接用于重症护理记录的尝试性研究。国内虽然有少数信息化发展较好的医院开始建设临床护理信息系统，实现了护理电子病历，但护理标准化术语及分类在系统中尚无成功应用。

二、现有 NIS 涵盖的功能模块及常用系统

（一）临床护理

临床护理信息系统能搜集和加工大量的临床数据，完成住院患者出入院、转科、医嘱处理、护理分级、病情记录、药品管理、费用处理、护理记录等多项工作事务。

1. 护士工作站

（1）护士工作站的分类

护士工作站分：门诊护士工作站、住院护士工作站。

（2）护士工作站的功能

①通过网络自动获取患者的基本信息、诊疗护理信息（病史、症状、体征、检查、诊断、护理、治疗等）和费用信息。

②支持对医嘱、处方的录入、审核、确认、执行、打印功能。自动向各相关部门和科室传输检查、检验申请，手术、治疗通知，转出科室等信息。自动接收检查、检验结果，转入科室等信息。

③支持录入及打印体温单、医嘱单、护理计划、护理记录、护理评估等护理文档。

④支持对患者的瞬时后台计费、费用查询、打印明细账。

2. 临床移动护理系统

近几年来随着科技的进步，国内先后有协和医院、解放军总医院、北大医院、同仁医院、天坛医院等医院使用了临床移动护理系统，它是以现有的 NIS 系统为支撑平台开发的移动护士工作站系统，以个人数字助理为硬件平台，以无线局域网技术为网络平台，将信息查询和采集延伸到床旁，实现了护理工作的实时、量化管理。个人数字助理 PDA（即一种掌上型笔式微型计算机），运行在嵌入式操作系统和嵌入式应用软件之上，此类产品是专为满足用户应用需求而开发的一种功能化产品，包括计算、字典、录音、图书、网络等功能。在护理工作中使用便于携带的 PDA，不仅能下载和上传患者的一般资料并识别患者二维码、还能采集患者生命体征信息、进行护理评估（如对基础情况、疼痛、伤口、心理等进行评估），床旁执行和核对医嘱（医生在电脑上下达医嘱并打印条码后，护士通过 PDA 护理管理系统，对患者腕带和医嘱条码进行激光扫描，信息不符可提示，减少护理差错的发生），并进行药品验收等。护士们在确认护理操作后将信息上传，PC 端系统接收信息后，将自动生成一系列护理表格和文书，节省了大量人力、物力。

随着科学技术的进步和智能化手机的迅猛发展，现在临床上出现了用安装了 Android 系统的手机替代传统 PDA 的趋势，手机正在从简单的通话工具变为一个综合信息处理平台，以 WLAN 为传输交换信息平台，充分利用 HIS 的数据资源，实现了 HIS 向病房的扩展和数据的及时交换，推动了医院信息化建设和数字化发展趋势。该系统通过与 HIS 数据库的对接，实现与护士站信息的综合共享，通过无线 WLAN 或者 3G 技术与手机连接，通过数据的回写和服务器中的数据共享与医院信息系统相连。

3. 特殊科室的信息系统

（1）手术管理

手术室管理系统不仅可完成手术各个环节的护理记录，还能进行标本处理、费用及耗材的管理，同时可直接在术中查阅患者的病历及相关信息，包括 PACS 图像及各种检查图像，查询当日手术患者及各个手术间的动态情况，了解整个手术室的运作，为提高手术室的管理效率与质量奠定了基础。

（2）急诊管理

急诊患者管理系统除了具备输入患者数据、查询患者信息、统计急诊工作、数据库索引等基本功能外，还能显示每个患者在急诊的等候时间、就诊情况、各个诊疗过程的具体时间与基本信息，加强了急诊科的管理。

（3）消毒器械的跟踪管理系统

消毒供应器械数字化跟踪管理（Sterile instrument tracking system）是将新的护理管理理念与医院信息化建设相结合，通过对每件器械、每个环节及其人员的行为进行编码、扫描等，将二维条形码技术、信息系统与供应链管理成功结合，完成消毒供应器械请领、发放、使用、清洁、消毒灭菌处理全过程的数字化跟踪管理，实现了信息系统与二维条形码技术在器械供应链中的合理应用。

（4）ICU 微机管理系统

实现了 ICU 住院患者的各种病情变化的记录，以及对历年在 ICU 住院的患者的资料进行各种查询、统计。

（二）护理质量管理

护理质量管理是护理管理工作的重要组成部分，将电子计算机作为先进的管理手段广泛应用于护理质量的控制与评价，是现代护理思想、方法和手段的集中体现，提高了护理质量现代化管理水平，是护理学科发展的必然趋势。护理质量管理可随时为管理者提供护理质量的相关准确信息、查询手段及规范的决策方案，为护理部月检查、季度分析、质量评比等提供可靠的依据，避免管理者决策的误区；迅速、准确地为临床护理工作者提供有效的信息反馈，使各科护士长能及时了解和分析工作中存在的不足，迅速采取管理对策，减少了工作失误。

护理人力资源管理，包括学历、年龄、技术职称、教育与培训、技术档案、排班出勤等工作量相关统计信息、科研及奖惩信息等。

（1）护理人员业务技术档案

护理人员信息管理是当前医院科学化管理的一个重要组成部分，是护理系统管理的核心内容。人员信息管理多集中于人事管理，如对护理人员的学术地位、论文发表、科研成果等代表护理学科飞速发展的信息。例如第一军医大学研制的护理人员信息管理系统软件包括护士个人简历、科研论文考试考核成绩、技术职称和护士注册等，可一次输入永久保存，不但有效解决了以往资料的保存不全、查询难的问题，而且减少了手工操作产生的误差。系统强大的查询功能更有助于管理者全面掌握每个护理人员的信息，从而了解全院护理队伍的层次结构，为人才管理监控、计划、指导提供了可靠的依据。如第一军医大学南方医院、湖南医科大学等研制了类似的档案管理软件。

（2）护理质量管理系统

20 世纪 60 年代末期以来，美国运用计算机系统对护理人员进行配置，这种护理人员配置系统以患者需求为依据，不仅能分类测算患者的需求，同时也能根据护理人员的技能，动态配置护理人员。常见的系统有 Medicus、GRASP 及 ARIC。其中 Medicus 是用于临床的第一个患者分类系统，该系统将患者分成 5 等级，其中有 37 项指标，决定患者的护理需求。GRASP 系统自 20 世纪 70 年代中期起应用，目前是美国最常用的多维度的护理管理信息系统，包括患者分类，管理报告，护理人员的配置、排班，效益分析及质量评估系统。其中患者分类系统明确了 40～50 项直接护理活动，在使用过程中可根据当前患者的情况，计算科室内患者当日所需的护理时数，以进行护理人力的科学测算。我国也使用了护理质量管理系统，完成工作量相适应的护理人员编配管理、排班与考勤，以及人力资源利用状况评价等综合管理，有效解决了一些工作量小的科室人力资源浪费，而工作量较大的科室护理人力不足，护士长期处于超负荷工作状态的问题，护理质量取得了满意效果。

（三）护理教学

多媒体计算机辅助教学（MCAI）作为一种有效的现代教学手段已经广泛应用于护理教育的各个领域。国内 MCAI 主要应用于课件制作，近年来国内开发制作的典型课件涉及基础护理学、儿科护理、急救护理学技术、护理管理学等方面。利用组件的思想，由教师和学生根据教学需要，自己组合运用已建好的教学信息和教学处理策略库与工作平台创建积件，以其基元性、可积性、通用性等优势为教师提供了新的备课系统，更加能够体现个性化教学，提供最大限度的资源共享，方便了教与学。题库建设，运用多媒体技术根据教学内容与目标设计练习题，将它们保存在一个专用的数据库中，应用时随意抽取，以便对实习生及护士进行考核。另外还可以利用该技术将护士和护生情况储存起来，方便查看并能动态调整。还可以建立见习、实习系统，通过计算机的虚拟现实技术，设计一种能用来存储、传递和处理教学信息的虚拟现实见习系统。让学生进行交互式模拟操作，再配合传统的见习方式，达到远程见习与临床见习相结合的目的，该系统通过语言或动画指导学生注射，并对进针深度正确与否做出判断，最终反馈显示出操作结果。继续教育学习利用信息技术带来的便利，将多媒体计算机技术与因特网结合，把搜集整理的各种护理信息放在因特网上，供使用者随时查阅，使其有条件进行终身学习。

（四）护理科研信息系统

包括护理文献数据库及检索系统，护理论文评阅信息系统等应用与护理科研方面的信息系统。

近年来，我国 NIS 的建设与发展逐步完善，无论从护理管理系统还是临床应用系统均有了一定程度的发展，几乎覆盖了护理信息系统的各个方面。但是我国的护理信息系统在实际应用中还存在着不少问题，如护理软件开发水平不一、缺少统一的护理信息标准、多数还限于医院信息系统（HIS）中护士工作站的运用等，国内 NIS 存在各自为政、功能有限（重点是体温单、医嘱处理、护理记录）等弊端，还存在难于共享、推广应用不足、生命周期短暂等现象。这主要是由于 NIS 开发研制缺少统一的标准和顶层设计，而国内迄今尚无专门研究 NIS 的机构，国家对此也无统一的规划。

（孙婷）

第二节　社区卫生服务信息管理系统应用

社区卫生服务机构是提供公共卫生服务和基本医疗服务的公益性机构，以社区、家庭和居民为服务对象，开展健康教育、预防、保健、康复、计划生育技术服务和一般常见病、多发病的诊疗服务，是我国卫生服务体系的一个重要环节，是公共卫生和基本医疗的双重网底，是政府实施公共卫生政策和管理的主要途径。建立基于信息技术的社区卫生服务信息管理系统，可以为管理机构提供有效的方法，从而提升社区卫生服务机构的整体能力。

一、社区卫生服务信息管理系统的概念

社区卫生服务信息管理系统（community health information system，CHIS）是应用计算机网络技术、医学、公共卫生学知识，对社区卫生信息进行采集、加工、存储、共享、利用，为社区居民提供医疗、康复、计划生育、健康教育等卫生服务的信息管理系统。

二、社区卫生服务信息管理系统的发展简史

20 世纪 80 年代，在欧美发达国家，个人电脑因价格低、体积小、功能多而逐渐走入医生办公室和社区医院，并用于挂号、登记、计费等事务和财务管理。同期，电子病历系统在欧洲荷兰等国家的社区医院被第一次引进，直接用于患者的疾病防治和"共享医疗"，使处于"第一线医疗"的"把关人"——全科医生掌握并调度了患者的信息流，他们迫切希望诞生一个新的信息管理系统，适应这种变革。

1984 年荷兰全科医生协会认识到信息系统将对社区卫生服务产生巨大影响，负责开发了第一个描述社区医疗信息系统的参考模型。20 世纪 80 年代后 CHIS 在发达国家迅速

推广普及。

　　我国社区卫生信息化管理自20世纪90年代后期起步，开始多为单一功能的社区服务应用软件，如苏州、九江等地为儿童免疫接种管理、精神病管理研制的软件。1998年发布了《中共中央、国务院关于卫生改革与发展的决定》，促进了社区医疗信息化发展，20世纪90年代末海南、江苏等地出现了综合性的社区卫生信息系统，例如"南京市社区卫生信息系统"，该系统的应用以及相关论文在伦敦"第十届世界医药信息学大会"上交流，标志着中国社区卫生信息化管理开始于国际接轨。

　　21世纪初以来CHIS已推广应用到我国大中型城市，北京、上海、天津、广州、深圳……涌现了一大批功能齐全、技术先进并有效运行的社区卫生服务信息管理系统。

三、社区卫生服务信息管理系统的组成和功能

　　社区卫生服务信息管理系统主要由三个子系统组成，它们分别是社区医疗管理子系统、社区医院行政管理子系统和社区卫生服务管理子系统如图2-1。

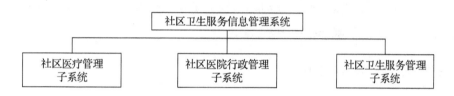

图2-1　社区卫生服务信息管理系统结构模型

（一）社区医疗管理子系统

　　社区医疗管理子系统是为社区医院和保健站的医疗保健服务而设计的信息管理子系统，主要任务是进行社区医疗保健事务管理、社区医疗保健经费管理和社区医疗保健质量管理。

　　社区医疗管理子系统的功能：中国社区医疗保健的任务是为了方便社区居民，在已掌握居民基本健康状况和需求的基础上，针对常见病、多发病和已明确诊断的疾病提供便捷、有效、价格适宜的一般性治疗；对急、重、危患者提供就地救护和及时转诊，因此，社区医疗保健是指患者在转诊到中心医院或专科医院或妇幼保健院以前的一般治疗，也是患者长期、连续的基本治疗和康复。在社区医疗保健机构中工作的主要是全科医生，他们熟悉本社区的患者，与患者保持长期、连续的医患关系，能够提供上述的医疗卫生服务。

（二）社区医院行政管理子系统

社区医院行政管理子系统的功能和信息特点与医院信息系统（HIS）相类似，该子系统含有许多综合分析的内容，主要是完成各级卫生行政部门的卫生情况报表，如社区医疗卫生技术人员数、姓名、年龄及职称的基本情况、各类技术人员的职责及各项规章制度等。

（三）社区卫生服务管理子系统

社区卫生服务管理子系统分为六个部分。

1. 社区妇幼保健

该部分包括儿童保健、儿童计划，免疫接种及孕妇保健四个模块。社区妇幼保健的功能是指根据妇女与儿童生理特点、主要易患疾病及影响因素，采取各种保健措施，促进妇女儿童身心健康。例如孕期保健的定期检查包括血压、心率、体重的测量，胎心监测以及血、尿、白带等常规检查。婴幼儿保健的定期检查包括身高、体重以及发育、营养状况评估，母乳或人工喂养指导等。

2. 慢性病、传染病预防治疗

慢性病预防治疗是指在充分了解居民健康状况的基础上，通过实行健康普查、建立健康档案，以及采用常规治疗、健康教育等方法，改变居民行为，进行慢性病的预防和早期治疗，例如老年痴呆病。社区传染病防止是指在社区范围内以预防为宗旨，通过免疫接种、健康教育、改善社区环境、治疗患者控制传染病发展。

3. 社区脆弱人群保健康复

脆弱人群指因多种原因造成生理上或心理上功能的伤害，在不同程度上丧失自我健康认知和维护能力，需在他人帮助下生活的群体。通常指儿童、老年人、残疾人、精神病患者、临终患者。社区医院必须根据不同群体特征，通过建立健康档案、家庭病床、出诊随访、康复指导、心理咨询、养老院等提供全方位的保健康复服务。社区脆弱人群依据他们生理或心理上的不同功能伤害，可以分成多个特殊的群体，具有各自的基本信息特点、保健康复信息特点，并建立相应的信息管理模块。例如抑郁症，随着社会向着高度现代化、快节奏方向发展，抑郁症患者日益增多。其特点为：首先，它的易感人群常为三部分，即青壮年、老年人、妇女；其次，它有高发季节，例如每年 7 ~ 8 月份升学考试期间，应试中学生易发；最后，疾病发作期和严重时常有自杀、自残倾向，而且大部分有先兆表现，可以被周围亲属、同学、社区卫生人员所发现和警惕。

4. 计划生育指导

计划生育指导通过生育健康知识的教育，提高已婚育龄夫妇的节育知识水平，落实节育措施，提倡选择避孕措施，做到计划生育，控制人口数量，提高人口素质。

5. 健康教育

健康教育指通过卫生宣教、保健橱窗、健康处方、患者俱乐部等多种形式，向居民宣传卫生知识，普及卫生教育，提高全民健康意识，改善社区卫生环境，提高整体健康水平。健康教育的目的和对象来自于对社会居民的健康信息的统计分析结果，例如针对一个社区的高发病、流行病、易感人群、高发季节进行健康教育，教育内容来源于医疗保健知识库。

6. 卫生监督

卫生监督指社区医疗卫生机构对社区内学校、工厂、商场等公共场所的日常卫生工作，依照国家法律法规、条例、标准进行全面监督和管理。例如，环境卫生检查、食品卫生检查、学校幼儿园保健卫生检查等。

（四）综合管理子系统

综合管理系统主要有综合信息统计报表系统、院长查询系统、患者咨询系统、远程会诊系统、双向转诊系统及医疗保险系统接口等功能模块。其中远程会诊及双向转诊管理系统通过综合业务数字（ISDN）、ISDN 路由器远程登录局域网和点对点远程连接的方法，在医疗机构之间申请、批复转诊信息，交换转诊患者的相关医学资料，并提供类似面对面的视频交互功能，从技术上畅通双向转诊的渠道，实现资源共享。

四、社区卫生服务信息管理系统的实际应用

下面以上海市浦东新区社区卫生服务信息管理系统中的健康档案系统为例做介绍。

（一）进入健康档案系统

从系统主界面选择"健康档案"（图 2-2），进入健康档案界面（图 2-3），根据情况进行数据过滤找到符合条件的健康档案信息。

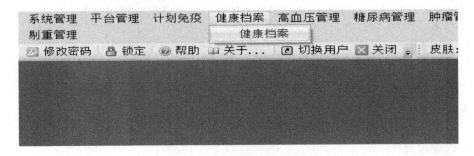

图 2-2　社区系统管理主界面

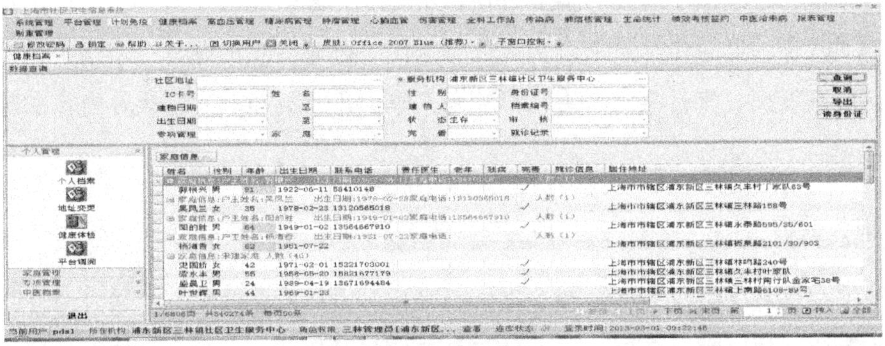

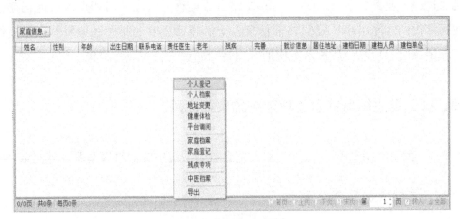

图 2-3　健康档案界面

(二) 新建健康档案

进行查询后，可以对没有建档的人员进行登记。鼠标右键选择"个人登记" (图 2-4)

图 2-4　健康档案建档界面

具体登记：首先查询该人员是否已经建档，输入姓名、性别或身份证号进行模糊查询（图2-5）。

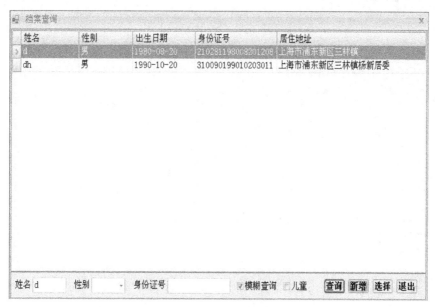

图 2-5　档案查询界面

查询后会显示人员信息，如果没有符合要求的则点击【新增】，按图将红色必填字段填写完成（图2-6）。

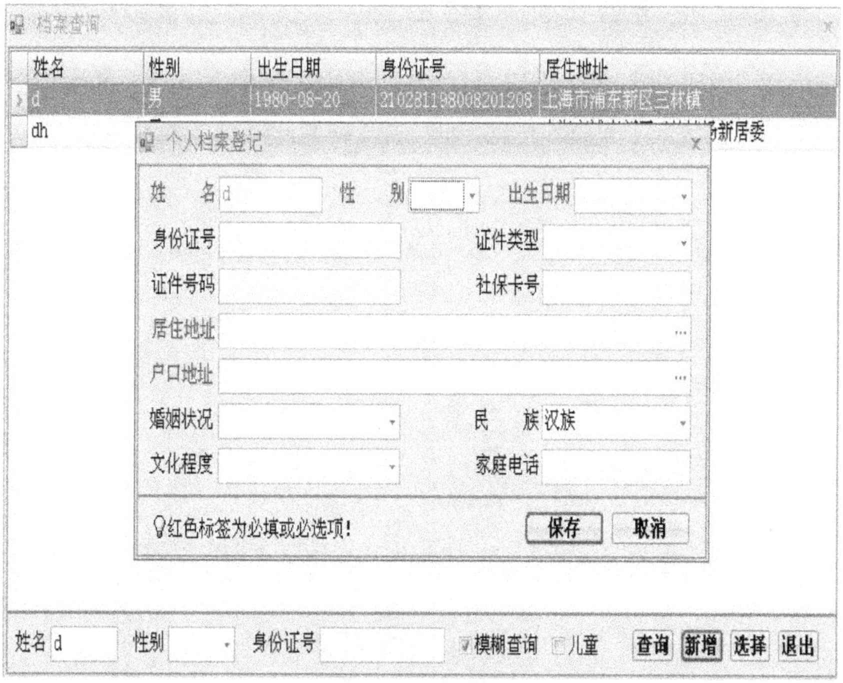

图 2-6　档案新增界面

如果该人员已存在，则直接【选择】。双击可以对"个人基本信息"进行编辑，编辑后点击【保存】（图2-7）。

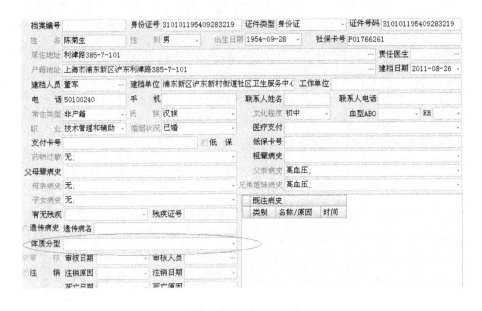

图2-7　个人基本信息界面

（三）查询选中人员的健康档案信息

进行查询后，对已经建档的人员进行档案的管理。选中人员后，鼠标右键选择"个人档案"（图2-8），进入个人基本信息界面（图2-9）。

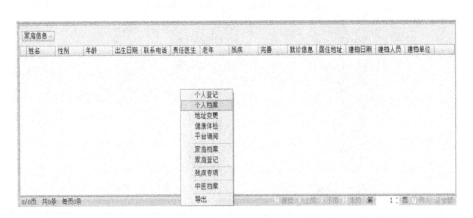

图2-8　个人档案界面

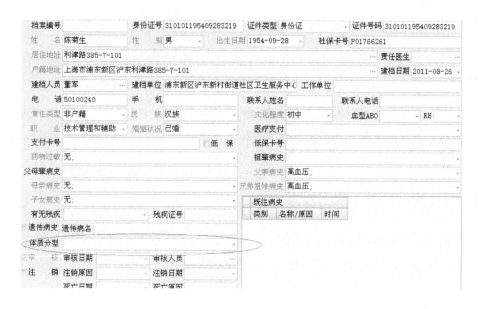

图 2-9　个人基本信息界面

五、社区卫生服务信息管理系统的技术支持

由于社区医院为一级卫生机构，规模小、资金少、计算机、网络应用的水平较低，因此在为它们量身定制网络系统时，要求投入少、性能价格比较好、使用和维护简易方便。

（一）硬件平台

1. 数据库服务器体系

为保证社区卫生工作时间每日 24 小时不停机，数据库服务器上存储的数据不会破坏和丢失，建议使用双机热备的方式。服务器类型采用 PC 服务器，配置高性能奔腾服务器，例如 HP、IBM、COMPAQ 或国内品牌机。

2. 硬件选择

工作站计算机、打印机，可采用国产品牌机或兼容机。局域网内采用交换机或 HUB，也可以通过调制解调器、路由器与 Internet 相连。

（二）软件环境

1. 软件设计

采用 Client/Server（客户/服务器）体系结构。

操作系统：服务器采用 Windows NT 系统，客户机采用 Windows 98 或 Windows 2000 系统。

2. 数据库管理系统

可采用 MS SQL SERVER，它是运行于 Windows NT 下的常用和合适的数据库管理系统，对于一些规模很小的社区医院也可以考虑 Paradox 7.0 等。

3. 网络协议

常选择安装 TCL/IP。

（顾丹、江流芳）

第三章　临床护理信息技术应用

第一节　手术室护理信息技术应用

自从计算机进入医院各办公室，计算机信息技术已渗透到诊断、治疗、检验、检查等各个环节。利用计算机信息技术方便、有效地对患者的各种数据进行采集、传输、储存，并进一步进行分析、处理、解释，以实现对患者的诊疗支持、决策支持、科研支持，已成为现代化医院的必备功能。

外科疾病以手术或手法治疗为主，手术室（Operating Room，OR）是为患者提供手术及抢救的场所，是医院的重要技术部门。随着时间的推移与科技的发展，手术室信息系统也获得了蓬勃的发展，环境的改善，设备的更新，以及对手术、麻醉质量的高要求，使得手术室、麻醉科对信息获取与管理提出了更高的要求。手术室信息系统中涵盖了医生、护士、患者、管理人员等多方位的信息技术。例如：科室主任对人员的管理需求（包括临床信息管理、人员绩效考核、药品及耗材管理、自动排班管理、各项费用管理等）；院方管理者对手术科室的管理需求（包括麻醉科、手术室、外科等手术相关科室的人员绩效汇总、手术分类统计、手术过程中的药品及耗材的统计明细、费用明细、手术间及设备的使用率等）；临床麻醉专家咨询需求（对于麻醉医生在手术过程中实施麻醉有很好的辅助指导意义，例如人体在各种状态下的生命体征评分计算、各项功能指标的公式计算、各种药物的临床使用说明、药理学特性、计算公式以及配方、麻醉诊疗常规、麻醉分类处理、麻醉设备的使用、麻醉意外的应急处置等内容）；与院方相关科室实现信息共享（无缝链接 HIS、LIS、PACS 等系统），减少重复作业，提高数据的一致性和准确性等。

手术麻醉临床信息系统是专为麻醉科手术室开发的围手术期临床信息系统，覆盖了从提交手术申请、分配手术、术前访视、术中记录、术后恢复的全过程。手术室麻醉临床信息系统是一个以数字形式获取并存储麻醉相关信息的计算机系统，其中最重要的组成部分是能以交互方式收集术中麻醉相关信息，并且自动采集信息。

一、手术麻醉管理系统

1. 手术前管理

①临床科室提出手术申请，完成患者手术同意签字、告知患者其手术风险及并发症、术前讨论、完善术前查房记录等。

②麻醉科接受手术申请，进行手术安排，术前麻醉方案制定及谈话、告知患者其相关风险。

③手术室护士进行相关手术器械准备、护理工作，患者备皮等术前准备。

2. 手术管理

①随时提供并显示有关患者、手术、医护人员、麻醉用药、输血、消毒包、器械等术前信息，并动态录入和打印书中信息。

②术前、术后分别核查手术名称、配血报告、器械、纱布、药物，并逐项检查。

③从仪器采集相关生命体征数据后形成可打印的麻醉记录单，同时完成计费工作。

3. 手术后管理

①录入、打印手术记录，提供并显示手术后患者体温、心率等各项生命指征。完成麻醉恢复记录单。

②记录患者术后状况和随访情况。

4. 手术全程跟踪

对患者从进入手术室麻醉、进行手术、直到离开手术室进行全程跟踪。同时，报告各手术室的手术状态。

5. 数据检索、分析和统计查询及患者危重评分

①可以根据术前、术中、术后记录的文字和数据、患者信息等内容进行精确或模糊检索，找到需要的手术信息，进行数据分析。

②支持各种针对手术、麻醉的查询，支持麻醉医生、手术医生、护士的工作量统计。

支持对各种用药、麻醉方法、器材、设备等进行统计查询。

③支持 APACHE、TISS 等多种评分，并对多次评分结果进行趋势分析。

二、手术室患者转运管理系统

当临床科室提出手术申请后，完成患者手术同意签字、告知患者其手术风险及并发症、进行术前讨论、完善术前查房记录等。患者在手术当日由手术室护士接入手术室，在相关临床科室需完成患者转运单记录，同时将患者手术前相关信息记录。

当手术完成后，手术室护士将患者运送回相关临床科室，也需完成患者转运单记录。

患者完成手术转运后，手术室护士需将手术患者安全转运，交接记录单及手术护理记录单，打印并签字确认。

三、手术室器械、植入物、高值耗材全程信息跟踪管理系统

医院医疗服务活动中医用耗材的使用量越来越多，特别是手术中的耗材品种繁杂、覆盖面广、规格复杂且专业性较强，在安全性和有效性方面的要求也比较高，在保管和使用过程中如有不慎，极有可能涉及法律和伦理纠纷。手术室作为这些耗材的保管、提供部门，负有验收、保管、提供、效验、证据保存、收费及质量追溯等诸多责任，在医院的物资和财务管理中占有重要的地位。因此建立手术室器械、植入物、高值耗材全程信息跟踪管理系统模式，需要在信息、物资、设备、手术室等部门共同协作和努力下，将每件物品建立院内唯一身份码，实行代销制，建立虚拟二级库，从验货、入库、保管、使用收费、质量追溯、库存盘点到财务核销结算，实现全程信息跟踪，每月按实际消耗量核销出库，做到每件物品都能全程监控和可追溯。通过对手术室器械、植入物、高值耗材的信息化管理，优化工作流程，提高管理水平，有效保障了医疗安全和医院经济运行的安全性。

1. 手术室器械

手术室相关器械必须用后灭菌，尽量采用压力蒸汽灭菌的方法，避免使用化学消毒灭菌剂浸泡灭菌。备用的刀片、剪刀等器具可用环氧乙烷灭菌。灭菌后物品应存放于无菌物品存放室专用架上（离地 20cm、天花板 50cm、墙 5cm），按灭菌日期先后顺序依次排列，无菌包清洁、干燥、无破损，与一次性无菌物品分开放置，一次性物品应拆除外包装专柜放置。

通过手术室器械、植入物、高值耗材全程信息跟踪管理系统参与手术室相关器械的管理，记录灭菌时间、方法、批次等相关消毒信息。

2. 患者植入物

手术中部分患者将进行人工植入物替换人体部分，例如：骨科手术中股骨头置换、眼科手术中白内障晶体置换等。这部分植入物必须进入手术室器械、植入物、高值耗材全程信息跟踪管理系统中，将患者个人资料与植入物相关信息关联，做到可追溯。

3. 高值耗材

①材料准入环节：手术室根据手术需要进行材料申购。

②材料验货环节：由供货商送货后，医院设备科将进入系统进行相关信息录入并进行验货，通过验货后，进行相关的灭菌等操作。

③科室接收环节：手术室对备货的材料进行验收，并且进行确认。

④收费环节：在手术室诊疗过程中对使用的耗材进行计费工作。

⑤每月盘点统计环节：对手术中使用的物资在每个阶段进行相应的统计、盘点。

⑥综合查询环节：可供临床科室、手术室、设备科、相关管理部门和供货商进行相关查询。

四、手术室远程医疗支持、辅助教学观摩监控系统

智能化、高清晰度、网络化的视频监控会议、远程教学已经成为提高管理效率和水平的有效手段之一。医疗行业的网络化教学观摩系统就是智能化、网络化视频的具体应用。手术室远程医疗支持、教学观摩监控系统通过利用高清视频音频和网络技术，将手术室内的实际情况运用网络传送到远端，实现与医生实时语音视频交互，同时利用互联网，可以与外院进行交互，起到辅助教学和临床治疗的作用。

使用手术室远程医疗支持、辅助教学观摩监控系统，能提升处理患者的效率，做到院领导、管理部门可以掌握手术患者的情况，同时完成远程咨询、诊治、教学、学术研究和信息交流任务。使观摩学员能远程看到清晰的图像，有效提高培训的效率；同时提供实时双向语音视频互动，可以进行互动提问解答沟通。

（姚晨龙）

第二节　重症监护（ICU）信息技术应用

一、重症监护病房的现状

重症监护病房（Intensive Care Unit，ICU）把危重患者集中起来，会配备先进的医疗仪器设备和较高的医护技术力量，以期得到良好的救治效果。一般重症监护病房都会有中央监护站，可以观察所有监护的床位。重症监护病房的设备必须配有床边监护仪、中心监护仪、麻醉机、心电图机、除颤仪、多功能呼吸治疗机、起搏器、输液泵、微量注射器、气管插管及气管切开所需急救器材。中央监护站可以观察到所有监护的床位，但体征数据与观测数据必须靠医护人员守护在仪器边上，手工记录书写医疗文书。文书的准确性和时效性等方面会存在一定的缺陷。

二、重症监护信息技术的介绍

重症监护信息技术主要体现在临床设备的接口，对于那些具有输出功能的监护仪、麻醉机、呼吸机、麻醉气体分析仪、血气分析仪、输液泵等医疗设备可以自动识别、区分采集信息。由于监护设施的型号繁多、每种设备的参数又相对比较复杂，所以这正是重症监护信息技术的难点和技术核心点。除此之外，重症监护信息技术实现了蓝牙模块与中央监护站的连接，对于一些无法布线的区域通过该技术实现无线连接。

目前，通过重症监护信息技术实现的重症监护信息系统有两种数据采集方式：①从中央监护站的接口采集数据；②通过监护设备的输出接口采集数据。

从中央监护站接口采集的这种方法适用于医院监护设备品牌较集中的情况下使用。大部分品牌都会有自己的中央站软件，如果该软件采用国际 Health Level Seven（HL7）标准协议输出数据，只需通过与该中央站软件做接口便能采集到所有已接入中央监护站的设备信息。例如：某医院采用飞利浦 MP50 的监护仪 12 台，通过中央站软件采集数据，实现了生命体征参数的自动按需采集，并将记录自动生成在重症记录单、特护记录单、危重患者护理记录单、体征观察单等护理文书中。

另一种方式，通过监护设备的输出接口采集数据。由于不同品牌的中央站软件基本无法兼容，当医院监护设备品牌较多的情况下，只能使用这种方式。如果该监护及床边设备已经提供数据输出接口，那么可以通过这种方式将设备一台台接入重症监护信息系统中。例如：某医院使用飞利浦 VM6 监护仪 6 台、GE Dash2500 监护仪 10 台、日光 BSM-2353C 电监护仪 2 台、GE B650 监护仪 6 台，由于品牌较多，只能通过监护设备的输出接口采集数据。和第一种方式一样，可以实现生命体征参数的自动按需采集，并将记录自动生成在重症记录单、特护记录单、危重患者护理记录单、体征观察单等护理文书中。

三、重症监护信息技术带来的好处

通过重症监护信息技术的应用满足了医护的需求，通过整合不同品牌、不同型号的监护及床边设备，采集、分析、存储患者生命体征数据，实现重症监护过程的规范化和数字化管理，对保证医疗质量、减少医疗差错起到了很好的作用。

此外，数据自动采集、存储使医护人员可以从繁重的医疗文书书写工作中解脱出来，把更多的时间花在重症患者的治疗及护理上，可以更好地提高工作效率，提升工作质量。

（蒋蓓）

第三节　用药监护信息系统应用

一、用药监护信息系统的现状

随着信息化的发展，越来越多的医院开始使用用药监护信息系统，该系统主要包括四个子模块：用药品种的选择、用药方案的制订、不良反应的防治、药师处方的审核。用药监护信息系统是医院医疗质量的重要体现。虽然，我国医院用药监护起步较晚，但近年来卫生行政部门对用药安全工作高度重视，颁布了一系列相关法规要求加强用药管理，并探索和初步建立国家合理用药监测网络。

用药监护信息系统主要是嵌入医院信息系统（Hospital Information System，HIS）和电子病历系统（Electronic Medical Record System，EMRS）把各种有关的政策、法律法规、医学规范和相关知识库进行提炼并信息化，对医护人员使用药品的全过程进行用药安全的监护。

二、用药监护信息系统的主要功能

用药监护信息系统中用药品种的选择模块主要嵌入在电子病历系统中，当医生下达医嘱的时候，针对该患者的诊断自动选择用药品种，医生可以方便地对药品进行筛选。

用药方案的制订模块同样也是嵌入在电子病历系统中，通过临床用药数据库中的自带的临床路径知识库，针对该诊断的用药方案会自动显示在系统中，供医生选择。

不良反应的防治模块嵌入在电子病历系统中，系统会通过患者年龄、体重自动计算最高用药剂量，当用药超过合理剂量时，给予医生提醒。其次，当用药处方符合特定条件时，系统会禁止医生开立处方或医嘱。

药师处方的审核模块嵌入在医院信息系统中，当医生下达医嘱后，该处方会流转至药房系统模块中，在发药之前药师处方审核模块会对药品的数量监控，根据各药品说明书规定的价格、疗程、疗效，对某些特殊药品限定药品最高使用数额、使用天数、单次最大剂量等。另外，对于同类抗生素药品的使用、同类抗生素药品的更换使用、抗生素的多联使用等都会进行用药的监护。

用药监护信息系统通过设置各种条件下的用药指标和管理流程，通过信息化的手段为药师、医生的用药安全进行强有力的保障。

三、用药监护信息系统带来的好处

用药监护信息系统通过药品品种选择模块方便医生下达医嘱；用药方案制定模块帮助医生快速、正确地下达医嘱；不良反应防治模块通过强大的数据库支撑用药安全；药师处方审核模块在发药前进行最后一道用药安全的防范，提醒或禁止医生开立处方或医嘱。

用药监护信息系统有内容详尽的用药指南和实时监护医嘱的功能，避免因用药过量和用药不当造成的医疗失败，从而可提高医疗质量，防止不良后果的发生，减少医疗纠纷。

医生通过使用该系统可以规范医疗行为，减少用药的随意性、习惯性。对于高风险的处方或医嘱，系统设立警示信息或者禁止医生继续操作，提高了处方安全系数。

（蒋蓓）

第四节　物联网人体生命信息采集技术

一、物联网的定义

物联网的概念最早是美国麻省理工学院于 1999 年提出的，但到目前为止业界仍未形成明确统一的定义。早期的物联网依托的是无线传感技术的物流网络，随着技术和应用的发展，物联网的内涵已经发生了较大变化。2005 年，国际电信联盟（ITU）在 *The Internet of Things* 报告中对物联网概念进行扩展，提出任何时刻、任何地点、任何物体之间的互联，无所不在的网络和无所不在计算的发展愿景，传感器技术、智能终端等技术将得到更加广泛的应用。2009 年 9 月 15 日，欧盟发布了《物联网战略研究路线图》研究报告，提出物联网是未来 Internet 的一个组成部分，可以被定义为基于标准的和可互操作的通信协议且具有自配置能力的动态的全球网络基础架构。物联网中的"物"都具有标识、物理属性和实质上的个性，使用智能接口实现与信息网络的无缝整合。物联网的关键环节包括"感知、传输、处理"，所涉及的传感器网络、物联网和泛在网络之间的关系如图 3-1 所示。

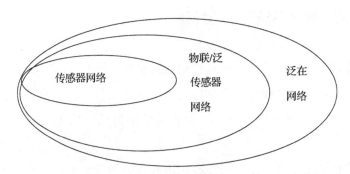

图 3-1　传感器网络、物联网和泛在网络之间的关系

二、物联网的关键技术

在物联网应用中有三项关键技术：

1. 传感器技术

这是计算机应用中的关键技术。大家都知道,到目前为止绝大部分计算机处理的都是数字信号。自从有计算机以来就需要传感器把模拟信号转换成数字信号计算机才能处理。

2. RFID 标签

这是一种传感器技术,RFID 技术是将无线射频技术和嵌入式技术融为一体的综合技术,RFID 在自动识别、物流管理方面有着广阔的应用前景。

3. 嵌入式系统技术

这是综合了计算机软硬件、传感器技术、集成电路技术、电子应用技术的复杂技术。经过几十年的演变,以嵌入式系统为特征的智能终端产品随处可见,小到我们身边的 MP3,大到航天航空的卫星系统。嵌入式系统正在改变着人们的生活,推动着工业生产以及国防工业的发展。如果把物联网用人体做一个简单比喻,传感器相当于人的眼睛、鼻子、皮肤等器官,网络就是神经系统,嵌入式系统则是人的大脑,在接收到信息后要进行分类处理。这个例子很形象地描述了传感器、嵌入式系统在物联网中的位置与作用。

三、远程健康监护的基本概念和发展简史

欧洲著名的远程医疗学者 R. IsPhaan 将远程医疗定义为:通过远程通信方式来远距离地监护和共享医学知识。美国的学者将远程医疗定义为:远程医学系统就是指这样一个平台,它通过通信和计算机技术为特定人群提供医学服务。这一系统包括远程诊断、信息服务、远程教育,进行远距离视频、音频信息传输、存储以及显示。综合文献资料,我们认为远程医疗是指一种借助于现代化的通信手段并结合现代计算机技术和医疗技术所进行的远程会诊、远程治疗、远程手术、远程咨询、远程监护和检测等的医疗手段,其关键点是用电信号将信息从一个地方传输到另外一个地方。远程医疗技术包括计算机技术、通信技术、多媒体技术和医疗技术,涉及的技术面很广,是一门多学科结合的前沿科学。

远程医疗有着巨大的市场潜力,不仅可以由此产生很多远程医疗及相关器械的生产厂家,还可以挖掘大型综合医院的医疗潜力,更好地为社会服务。我们坚信,随着科学技术的发展,远程医疗将会在人们的生活中发挥重要的作用。

目前，面向家庭、个人的远程医疗监护系统成为远程医疗领域的热点。随着移动数字通信技术的发展和完善，基于第三代 GSM 移动医疗将成为远程医疗发展的必然趋势之一。在人们的日常生活中会起到举足轻重的作用。该网络传输的容量更大，可以实现实时信号处理，进一步完善移动远程医疗的功能。远程医疗的应用领域会逐渐扩大，现在对航行中的船舶和飞行中的飞机上面远程医疗的应用研究相对要少得多，相信在不久的将来会出现更多的成熟的产品。

（一） 国际上对远程健康监护的研究

远程医疗的发展水平是不平衡的，美国和欧洲国家要领先其他国家很多。他们起步早，国家投入大，远程医疗的支撑技术成熟。主要应用是远程会诊和治疗，其次是战时急救。远程医疗中的一些子系统发展水平较高，比如医院的信息化系统（HIS）和电子病历（EPR）以及图片存档及通信系统（PACS）等技术非常成熟。

3G 是 GSM 网络将来的发展趋势，它可以提供更快的数据交换率，可以代替现在远程医疗中的一些有线连接。新加坡南洋理工大学研制了一个基于无线局域网的无线移动式远程医疗系统，该系统能够实时传输医学数据、声音和图像，同时还能够实现医生和患者互动。卫星网络在卢森堡远程医学教育中得到了广泛的应用。卫星通信是一个很好的通信方式，它的覆盖面非常广，可以覆盖边远地区以及沙漠等常规通信手段所不能到达的地方，数据传输速度较快，使得远程医疗可以在航行中的船舶和飞行中的飞机上面实现，但它最大的缺点就是费用高，普及的可能性不大。日本由于其地理原因，采用卫星通信手段来进行远程医疗的实验比较多，有些地方取得了较好的效果。美国因为拥有无与可比的卫星优势，首先采用的实验平台就是卫星通信，其中受益最大的就是离美国本土最远的阿拉斯加州了，该地区是真正意义上的地广人稀，医疗资源十分匮乏，通过远程医疗，极大地提高了该州的医疗水平。通过开发一个基于 GSM 的紧急救护远程医疗系统，可以监控的生理参数包括心电信号（3 导联）、血压、血氧饱和度、心率、体温，心电采样率为 200 次/秒，还可以传输静态的图像，传输协议用 TCP/IP 来实现，仅仅对图像采用 JPEG 算法进行了压缩处理。

（二） 国内目前在远程健康监护的研究现状

我国现代意义的远程医学活动开始于 20 世纪 80 年代。在卫生部直接领导和有关部委的支持下，中国金卫医疗网络即卫生部卫生卫星专网于 1997 年 7 月正式开通。金卫医疗网络全国网络管理中心在北京成立并投入运营。该网络采用卫星专用通信网 VSAT 和国家公用数据通信网 CHINADDN 两种通信信道。其以医疗机构和单位入网量大、覆盖面大、视讯功能先进而居世界领先地位。目前提供远程医疗服务的有上海华山、北京协和、北京医院、301医院、中日友好医院等，其中总后卫生部组织的军字二号工程（全军医药卫生信息网络和远程医疗会诊系统）从规模到业务范围，居国内领先。

四、人体生命信息采集的系统组成

物联网十分重要的医疗应用领域就是健康监测，包括医疗健康数据的采集、识别、定位、跟踪管理等核心功能，以智能的网络和通信技术连接个人、医护人员以及各种传感器，应用空间十分广阔。

人体生命信息采集系统，应包括功能检测仪、家庭综合监护仪、数据库和Web服务器及通信网络组成的服务平台、医生和健康管理师等终端设备组成。系统的硬件结构如图3-2所示。

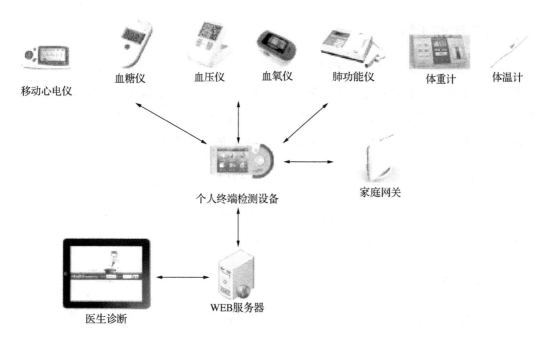

图3-2 人体生命信息采集系统结构

系统的核心目标是通过计算机网络、自主式监控仪器等技术手段，实现传统公共卫生和医疗监控的预防和保健、监护、诊断、评估、康复的健康管理。针对不同人群的实际情况以及医生个人的诊断习惯等，服务流程常常需要进行个性化的定制，采用智能在线咨询的方式，实现对患者的针对性评估。具体来说，系统应由4部分组成，如图3-3所示。

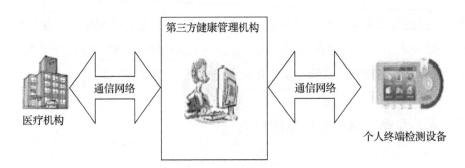

图 3-3　健康监护系统组成

1. 家用监测终端设备

设备可以放置使用者家中、办公室，甚至随身携带，对使用者的各种生理参数进行检测，并根据需要，将实时数据上传至第三方健康管理机构，并同时能够接收医生诊断结果和健康管理方案。

2. 第三方健康管理机构

第三方健康管理机构是健康管理运营机构管理特殊人群健康数据的统一平台。健康管理人员（如医生和健康管理师等）通过为各类特殊人群分配健康管理方案，可以在远程监控特殊人群的反馈信息，并对各类特殊人群的重点监测指标进行跟踪和分析，从而判定其风险并对有风险的人群进行管理干预，以达到健康管理的目的。

3. 医疗机构

医疗机构集中了社会主要的医疗资源和大量的医学专家，可以为系统提供各种疾病健康管理方案，进行远程专家咨询，并完善专家系统知识库。

4. 连接上述三方的通信网络

随着通信技术的不断发展，宽带和无线网络的普及，通信网络为系统的实现提供了技术平台。

五、人体生命信息采集的系统功能

1. 全程监护

全程监护是专门为老年人健康管理提供的基本服务，通过便携式健康监护设备，为老年人进行 24 小时全程动态监护。

2. 监护数据接入

远程健康监护设备通过网络将监护数据发送到监护服务系统中，系统首先对监护数据进行初步的处理优化，确保监护数据的可用性，接入到系统中。

3. 健康数据智能实时分析

基于积累的个人健康服务基础数据，在分析以往历史数据的基础上，提取个人的个性化数据，再叠加实时监测数据，利用医学理论、健康评估模型、智能挖掘和分析技术，由系统综合自动评判个人健康状况，对健康预警等功能提供数据分析的支持。

4. 健康指导

根据管理对象的健康状态，提供针对生活方式、运动、饮食及其他方面的健康指导，帮助管理对象改善自身的健康水平。

5. 健康预警

平台对全程监护的数据，使用已有的医学分析模型，进行综合分析患者的监护数据，当出现身体异常时，会发出预警信息，提醒专业的医护服务人员进行鉴别和干预。此外，系统还会结合一些其他的监测数据，对患者进行全面的监护保护，比如：当患者出现在房间突然向下跌倒的时候，结合血压、脉搏等状况，系统会分析出患者可能已经跌到，同样会发出预警信息，提醒服务人员进行确认。专业的医护服务人员根据系统发出的预警信息，首先对监护数据进行人工分析，在必要的时候，通过网络向患者或者家属核实患者身体状况，并可以指导患者或家属进行现场的应急急救。针对不同的用户身体情况，系统提供可定制化的监护计划管理功能。因此，健康预警包括的功能主要有：健康预警指标设定、预警事件管理等。

6. 个人健康信息管理

健康信息管理模块，主要负责对从不同监测设备、节点产生的数据汇集而成的实时健康监测数据进行查询、添加，对诊断结果信息以及医师的评估信息添加录入，如自动从武汉智慧医疗平台中提取同步居民的医疗历史和电子病历记录，采用通过系统自动分析归类与专业人员介入设置相结合的方式对健康档案分类，以提供个性化服务，根据个性化设置，提供有针对性的健康档案服务（如产生不同周期的报表等）。

7. 健康知识管理

本模块对健康服务的知识库进行管理，使得健康知识可以按照不同主题被组织归纳。健康服务知识包括：专家系统的知识库、个性化/个人化的历史信息知识、医护人员的专业医疗知识、居民保健的基本健康知识以及系统中的医疗、健康监护设备的使用知识等。管理模块通过有授权的操作人员添加、删除、修改来更新相应知识信息，对经过授权的用户提供高级查询接口。

六、人体生理参数采集存在的问题

根据相关资料，目前医院对患者进行心电监护的产品一般有两类：一类是可搁置于患者身上的心电记录器，每录一段时间后将该装置取下，送到专业部门进行分析，不能实时监护患者；另一类是设置于床旁的心电监护仪，要求患者卧床，位置固定，连线繁多，造价昂贵，不能方便使用。

从国外进口的人体生理参数采集和监护设备在医院监护设备中仍占很大比重，中央监护系统的情况更是如此。其中使用较多的国外产品有美国惠普公司、太空实验室、日本光电、日本福田和德国西门子等公司生产的各种监护系统。但是，由于国外监护系统产品价格昂贵、操作界面不符合国情和产品容易损坏且更换不便等一系列不利因素，从而限制了其在国内的普及。

随着我国科学技术的发展与提高，国产中央监护系统已逐渐进入国内大中型医院。但这些产品与国外同类产品相比，在测量的准确性、性能的稳定性和抗干扰能力上仍有一定的差距。主要难题集中在人体生理信号的准确采集、处理和无线监护等几个方面。根据各类资料，这些问题由于难度系数大，一直以来没有得到良好而全面的解决。

（王娟）

第五节　新生儿探视跟踪信息应用

一、新生儿重症监护病房的现状

新生儿重症监护病房（Neonatal Intensive Care Unit，NICU）是治疗危重新生儿而建立的救治和护理的病房，是集中治疗危重新生儿的病房，有先进的医疗仪器设备和较高的医护技术。由于重症新生儿的特殊性，为降低感染风险减少交叉感染机会，新生儿重症监护病房会采取"无陪护"管理模式，通常只有固定时间接待家长对患儿的探视。因此，不少医院利用 RFID 无线射频识别技术的新生儿探视跟踪信息系统，让每一位患儿家属可以看到患儿的治疗及护理过程，这是所有家属所期待的。

二、新生儿探视跟踪信息系统介绍

新生儿探视跟踪信息系统一般会采用有线与无线相结合的方式，通过网络完整地实现多级视频监控的解决方案。它提供 MPEG-4 标准的 DI 实时监控图像，并结合各种网络带宽环境，输出从 64kbps 到 1.6Mbps@30fps 的码流。由于不少新生儿重症监护病房有层流的要求，布线会对病区造成一定的影响，一些无法布线的区域采用无线视频来实现系统的功能，可以更好地发挥该系统的优势。

在该系统使用的过程中，每位患儿都会佩戴一个基于无线射频识别技术（Radio Frequency Identification，RFID）的腕带，新生儿探视跟踪信息系统与医院信息系统（HIS）、电子病历系统（EMRS）等通过 Web Service 的方式进行系统对接，可以随时查看患儿所在位置的信息。当患儿家属需要探视患儿只需登录系统输入患儿的住院号，系统通过返回的患儿位置信息自动切换到该视频点，患儿家属可以随时看到患儿，并能观察到患儿所在区域、患儿正在接受什么治疗及护理。

除此之外，医生不在医院时也可以使用新生儿探视跟踪信息系统来了解患儿的状况，提出患儿的治疗建议。

三、新生儿探视跟踪信息系统的作用

随着医疗卫生技术水平的不断提升，人们对医疗服务的需求越来越大，对医疗服务质量也提出了更高要求。新生儿探视跟踪信息系统作为生命科学和信息技术相结合的产物，为患儿家属提供了医疗服务保障。新生儿探视跟踪信息系统有效地降低了封闭式管理所带来的医患矛盾，为缓解医患关系紧张、构建和谐医患关系奠定坚实的基础。患儿家属可以通过视频直观了解患儿疾病治疗及护理全过程的同时，也能看到了医护人员对患儿的精心照顾，可以提高患者满意度和对医院的忠诚度。既保证了患儿家属的知情权，又促进了医院的医疗服务水平和医院管理水平，改善医患关系，提高了社会效益。

（蒋蓓）

第六节　急救护理信息技术应用

一、什么是急救护理

急救护理学是研究各类急性病、急性创伤、慢性疾病急性发作及危重患者的抢救与护理的一门学科。急救护理学确定了急救护理实践的角色、行为和过程。它已经成为护理学科中的一个重要专业。

二、急救护理信息化建设的必要性

（一）急救护理工作的重要性

急救护理是一种系统的实践活动，包括护理程序、决策制定、分析、科学的思考与探索以及分救。急救护理实践的范围涉及评估、诊断、计划、实施、评价预感到的、实际的或潜在的、突然的或紧急的、身体的或心理的健康问题，这些问题主要是急性发作的，可以发生在任何环境中。这些问题可能只需要很少的护理措施，也可能需要紧急的生命支持措施，或者需要患者教育或转救。

急救护理的特点是患者就诊突然，病情急、变化快、病种复杂、流量大、护士工作量大、抢救任务繁重等。目前困扰急救护理工作的问题是患者就诊流程复杂，将抱怨发泄到护理人员身上，护士身心疲惫；护理人员短缺，导致基础护理不到位，患者不满意；护理科研工作不足，使护理水平停滞不前。

（二）现代信息技术的迅速发展

现代信息技术是医学发展的重要特征之一，现代信息技术发展是现代化医院发展的重要标志，护理工作作为医院工作的主要组成部分，护理信息化建设也得到了长足的发展。急诊医学的水平在一定程度上反映了一所医院的综合实力，甚至一个国家临床医学的总体水平。

信息化建设在急救护理工作中的应用，可以在很大程度上解决上述问题，从而加快我国急救护理专业的发展，确保急诊患者的护理质量，护理安全。

（三）信息技术在临床急救护理中的应用

1. 医院信息系统（HIS）

医院信息系统是现代医院运营的必要技术支撑环境和基础设施建设。实现 HIS 的目的是强化医院管理、提高工作效率、改进医疗服务质量的有效手段。HIS 系统的建立与应用，可以有效加强护理质量控制，在缩短护理质控时间、减少护理不良事件的发生、提高各项护理质量及患者、护士的满意率等方面效果良好。

2. 护理电子病历（EPR）

护理电子病历极大地提高了护理病历的书写质量；克服了以往手工病历字迹不清、书写潦草、留有刮痕、页面不整洁、纸张整理凌乱等缺点，实现了护理病历整体美观的目标；护理电子病历的施行，促进了护理病历内涵质量和护理人员专业水平的提高。护理电子病历规范了护理行为，促进了护理质量的持续改进与提高；病历质量的考评从患者入院就纳入护士工作站和护理部工作站动态管理，由计算机对每份病历实时监控，护理部、护士长均可随时对患者的整份护理病历进行查看，发现问题即时反馈，临床得以及时修正，改变了护理工作流程，保障了医疗安全。

3. 移动护士工作站

移动护士工作站是护士工作站在患者床边的扩展和延伸，是在现有的护士工作站的基础上，利用无线网络技术，连接数据库，结合 PDA 移动便携设备来实现护士的床边操作。该系统优化了护理工作流程，提高了工作效率和工作质量，有效预防和减少医疗护理差错，提高了患者的满意度。

4. 移动护理信息系统（Mobil Nursing Information System，MNIS）

移动护理信息系统是以医院现有 HIS 为基础，基于无线移动技术、PDA 和腕带条形码、射频识别技术等实现的临床移动信息系统。护理的监控管理是一条完整的流程：护士采集录入数据→护士长查看管理护士日常工作→护理部领导统计分析护理工作→院领导决策护理工作走向。MCIS 所使用的手持设备 PDA，具有小巧、便于携带、操作性和实用性强等特点。让护理人员随时随地进行信息采集、床边医嘱执行、各项数据的查询和护理评估等管理工作。

（1）患者身份识别

患者身份的识别是病区所有护理工作的重要前提。传统的病区身份识别采用床头卡书写患者姓名和性别，在用药前和患者口头比对确认身份。这些方法在面对患者重名、字迹潦草和患者神志不清等状况的时候，往往会引起大的医疗事故。新的腕带条形码采用了二维条码技术，比传统的一维条码识别更快、更容易，即使只扫描到一半的条码，系统也能做出识别判断。条形码技术的使用能够帮助医护人员尽量减少执行医嘱过程中可能产生的医疗差错，确保患者能够在正确的时间段得到正确的治疗。

（2）护理评估

护理评估是有计划、有目的、有系统地收集患者资料的过程。分为入院评估和每日评估及各种护理评分，通过移动端可在床前对患者进行评估，并记录评估内容，以及评估人。对于入院护理评估，标准化的入院评估模板可提供给护士引导性的评估表格。护士只需要按照表格项内容进行询问或者查看，就可以获得完整的评估内容。对于日常护理评估，随着"以患者为中心"的整体护理向纵深发展和新的《医疗事故处理条例》的颁布执行，护士每天在保质保量完成日常护理和治疗工作的同时，还能做到按照护理程序的要求对患者进行护理评估、心理疏导和健康教育。

（3）医嘱执行

将 MCIS 引入医疗质量管理领域，围绕医嘱处理全过程，如护士在为患者进行输液、注射、发放口服药、采集化验标本前，均需使用 PDA 扫描患者的腕带条码调取患者信息，然后扫描相应的执行条码获取医嘱信息进行核对，核对成功方可执行医嘱。医嘱执行的重点是用药安全，从药房发药到病区，MCIS 可以监控护士的每一步与用药相关的操作，跟踪医嘱的整个周期，包括每一条执行项目的实际执行人、实际执行时间和医嘱执行过程中的核对记录。这样就很好地解决了原先医嘱执行中的问题。原先医嘱经医生下达后，病区护士站接收到医嘱信息后进行核对并执行、处理，处理完毕后信息系统到此为止，一旦发生差错，很难追踪，整个医嘱执行处于一种开环状态。通过 MCIS 实现了医嘱的闭环管理，对医疗、护理质量进行实时监控，有效地规范了护士的行为，及时纠正一些给药遗漏和差错。

（4）护理质量管理

现代临床护理要求在医院建立无线局域网的基础上，护士要随身携带 PDA 在床边为住院患者提供全程护理工作，真正实现以患者为中心的医疗理念。护士监测的患者生命体征等信息经 PDA 即时录入，终端自动生成格式化的护理文书，缩短了护士书写护理记录的时间，使护士有更多时间用于患者护理，在提高护理文书记录质量的同时也提高了临床的护理质量。临床护理信息采集后可在第一时间进行传递、反馈、跟踪，及时发现质量问题，实施客观、稳定的质量控制，提高了质量控制效率和效果。信息平台下的质量控制更注重事前提醒、预警，PDA 移动护士工作站跟踪医嘱执行的全生命周期，在为患者进行注射、给药的时候进行医嘱执行双重核对、验证，避免差错事故的发生。患者真正从护理质量控制中受益，真正享受到舒适、安全、满意的护理服务，对服务的满意度大大提升。护理部可实时掌握各病区的质量检查情况，并将暴露的共性问题及时汇总，反馈至科室讨论。MCIS 实现了环节质控的实时监管，在环节实时质控下全面提高护理工作质量。

（5）质量监控查询平台

MNIS 为质量控制建立方便快捷的信息查询平台。①如患者基本信息查询。可以快速检索患者的基本信息（病历号、床号、姓名、性别、年龄、入院时间、科别、诊断、床位医生、医疗组长、床位护士、医保类别、预交款及余额情况等），并标明患者的护理等级、病情状况以及是否发热、是否欠费、是否手术、预手术、过敏史等相关信息，使护理人员一目了然。②可以快速查询患者生命体征。浏览患者的体征信息，避免了以往护理人员在巡视过程中，如果不携带病历夹，就无法及时获取患者体征信息的问题。提高了护理人员的工作效率，提高医疗质量。③可以快速查询医嘱信息。方便对患者的历史医嘱和变更医嘱进行浏览，也可以根据护理人员自身需要进行医嘱分类，实时获取当前想要的医嘱信息，如对医疗、药品，长期、临时，已停、未停等医嘱分类进行检索。④也可以对患者的检验（查）报告进行查询。通过扫描患者的腕带条码，快速定位患者记录，临床医护人员第一时间获知检验（查）科室反馈回来的报告数据，为临床治疗提供必不可少的支持。这些查询手段快捷便利，提升了质量控制的水平，有效防止了以往人工操作容易产生的问题。

5. 移动静脉输液管理系统

移动门诊输液管理系统采用条形码技术、移动技术和无线网络技术实现护士对患者身份和药物自动核对的功能，杜绝医疗差错，减轻护士的工作强度和工作压力，提高医院管理水平，创建一个高标准、高质量的新型输液服务模式。使用条码化代替人工核对，以条码信息实现输液信息的电子化，保证药物信息、患者信息的正确匹配，减少医疗差错，确保患者的安全。以患者身上的二维条码来确认患者身份以及输液座位号等信息，既保证了医院输液位置安排和计划有秩序，又帮助护士服务时及时找到患者，提高服务的准确性。

（王娟）

第七节 数字化护理仪器设备应用

近年来，随着现代医学模式的转变和医疗技术的发展，越来越多的医疗护理仪器、设备伴随着新技术、新方法应用于临床，提高了疾病的治愈率，改善了患者的生存质量，使患者们获得了更大的利益。数字化的护理仪器设备使用也越来越多，各临床科室在诊疗过程中提高了疾病的治愈率和改善了患者的就医情况。

1. 多参数监护仪

监护仪是一种以测量和控制患者生理参数，并可与已知设定值进行比较，并对异常发出警报的装置或系统。监护仪必须24小时连续监护患者的生理参数，检出变化趋势，指出临危情况，供医生、护士应急处理和进行治疗的依据，使并发症减到最少达到缓解并消除病情的目的。

监护仪的标准参数为心电、呼吸、无创血压、血氧饱和度、体温。此外可选的参数包含：有创血压、呼气末二氧化碳、呼吸力学、麻醉气体、心输出量（有创和无创）、脑电双频指数等等。

2. 心电模块（ECG）

通过电极、心电导联线连接获得心电信号，反馈给监护仪。心电图是监护仪器最基本的监护项目之一。心率是指心脏每分钟搏动的次数。心率测量是根据心电波形，测定瞬时心率和平均心率。监护仪心率报警范围有低限、高限之分。

3. 呼吸模块（RESP）

呼吸是指监护患者的呼吸频率，即呼吸率。呼吸频率是患者在单位时间内呼吸的次数，单位是分。呼吸监护有两种测量方式：热敏式和阻抗式。

4. 无创血压模块（NIBP）

无创血压监护是把袖带捆在患者手臂上，对袖带自动充气，到一定压力后停止加压，开始放气，当气压到一定程度，血流就能通过血管，且有一定的振荡波，振荡波通过气管传播到压力传感器，压力传感能实时检测到所测袖带内的压力及波动，最后通过计算获得血压值。简单说就是获取在放气过程中产生的振荡波，通过一定的算法换算得出血压值。此方法叫作示波法，也叫作振荡法。

5. 血氧饱和度模块（SpO_2）

血氧饱和度是氧含量与氧容量之比。血氧饱和度的监护是用光电法测量。

6. 温度模块（TEMP）

体温反映了机体新陈代谢的结果，是机体进行正常功能活动的条件之一。使用体温监测线连接患者，即可得到患者此时的体温。

7. 有创血压模块（IBP）

对危重患者如休克患者、大型心脏手术和其他重大手术患者进行血压监测时，需要采用有创血压监测技术来监测血压。一般可监测动脉血压、中心静脉压、肺动脉压等。其测量原理是：先将导管通过穿刺，放置于监测部位的血管内，通过外端与压力传感器相连，将血管内的压力传递给传感器，从而获得血管内实时压力变化，通过计算，获得监测部位血压。

8. 呼气末二氧化碳测定模块（ETCO_2）

呼气末二氧化碳测定可反映肺通气、肺血流。使用呼吸机及麻醉时，需根据测定数据来调节通气量。同时有助于判断心肺复苏的有效性。

9. 多参数监护仪

在临床科室使用时多采用远程集中式监护，由单台多参数监护仪向数据中心反馈监护数据，供临床医生、护士监护患者使用。在物联网技术的应用下，配合远程集中监护系统使用，可进行各监护终端数据监控，数据存储，各类监护报表打印功能，同时具备远程报警功能，当患者处在某一临界值时，向医生护士报警。

10. 血氧饱和度检测仪

与监护仪中血氧饱和度模块（SpO_2）功能一致。详见血氧饱和度模块。

11. 胎儿监护仪

胎儿监护仪以胎心率记录仪和子宫收缩记录仪为主要结构，根据超声多普勒原理和胎儿心动电流变化描绘胎心活动图形的测定仪。对胎心率（FHR）提供连续的监护、显示和记录，并且对产前子宫功能（UA）进行测试和监护。它是非侵入性测量产前监护系统，通过波形和图表，显示出母亲腹部宫缩和胎儿心率，并且能够将数据记录在一个带状图表记录器上。该数据能够对胎儿分娩期前的健康状况进行评估提供帮助（应激反应试验）。监护的数据可按临床医护的要求连续或间断地记录在带状图表记录器上。记录的信息包括图表趋势数据和监护仪的软硬件状况信息，时间和日期，患者编号，操作设置的改变，患者和临床医护事件标记。可通过物联网技术的应用，将各监护终端数据传输至集中监控设备，数据经存储、分析、传递、汇总后形成各类监护报表，并可被打印。

12. 动态血压监测仪

动态血压监测仪是一种用来监测动态、连续血压的医疗设备，可以实时记录血压值，帮助医生准确诊断高血压，剔除假性高血压、白大衣血压，有效制订治疗方案，进行药物评价，平稳地控制患者血压。在物联网技术应用下，各终端监测数据将汇总传输至监护台，最终通过数据存储、分析、传输、汇总等后体现在各类监护报表中。

13. 动态心电图记录仪

动态心电图记录仪可记录动态心率。包括：ST 水平趋势图，心率变异，身体运动后的心率数据及各种心律失常。可对心律失常及心肌缺血进行定性、定量诊断，确定阵发性晕厥、眩晕和心悸原因及性质，评定药物疗效及起搏器的功能。能够记录全部的异常电波，检出各类心律失常的患者在各状态下所出现的有或无症状性心肌缺血，为心脏病的诊断提供精确可靠的依据，在临床应用中，尤其对早期冠心病有较高的检出率。在物联网技术应用下，各终端监测数据将汇总传输至监护台，最终通过数据存储、分析、传输、汇总等后体现在各类监护报表中。

14. 呼吸机的应用

呼吸机是一种能代替、控制或改变人的正常生理呼吸，增加肺通气量，改善呼吸功能，减轻呼吸功消耗，节约心脏储备能力的装置。呼吸支持是挽救急、危重患者生命最关键的手段之一，因而，呼吸机在临床救治中已成为不可缺少的器械，它在急救、麻醉、ICU 和呼吸治疗领域中的应用正越来越广泛。掌握呼吸机的基本知识和基本操作方法是临床医生必需的基本知识和技能。在物联网技术的应用下，配合远程集中监护系统使用，可进行各终端数据监控、数据存储、各类监护报表打印，同时具备远程报警功能，当患者在某一临界值时，向医生护士提醒。

15. 心脏起搏除颤器的应用

心脏起搏除颤器是目前临床上广泛使用的抢救设备之一。用于脉冲电流作用于心脏，实施电击治疗，消除心律失常，使心脏恢复正常跳动。新型心脏起搏除颤器可选配数据存储卡存储心电图报告，并可以将事件中所有数据进行存储、分析、传输、汇总等工作，并可以共享和归档。同时，可自动进行心电监护，数字化的测量结果可通过物联网技术，配合远程集中监护系统使用，且具备远程报警功能，当患者在某一临界值时，向医生护士提醒。

16. 输液泵

输液泵通常是机械或电子的控制装置，它通过作用于输液导管达到控制输液速度的目的。常用于需要严格控制输液量和药量的情况，如输入升压药物、抗心律失常药物，婴幼儿静脉输液或静脉麻醉时。它是一种能够准确控制输液滴数或输液流速，保证给药速度均匀，药量准确并且安全地进入患者体内发挥作用的一种仪器。同时，输液泵还能提高临床给药操作的效率和灵活性，降低护理工作量。在物联网技术的应用下，配合远程集中管理系统使用，可进行各终端数据监控、数据存储、各类报表打印，同时具备远程报警功能，当患者在某一临界值时，向医生护士报警。尤其在护士巡视病房时，将更好地掌握患者的输液情况（如换药、拔针等）。

17. 胰岛素泵

胰岛素泵由泵、小注射器和与之相连的输液管组成。小注射器最多可以容纳3毫升胰岛素，注射器装入泵中后，将相连的输液管前端的引导针用助针器扎入患者的皮下（常规为腹壁），再由电池驱动胰岛素泵的螺旋马达推动小注射器的活塞，将胰岛素输注到体内。胰岛素泵的基本用途是模拟胰腺的分泌功能，按照人体需要的剂量将胰岛素持续地推注到使用者的皮下，保持全天血糖稳定，以达到控制糖尿病的目的。

18. 早产儿培养箱的应用

早产儿培养箱又名早产儿保温箱，是为早产儿保温使用的。由于早产儿的抵抗力较低，放在培养箱中避免了与外界接触，且空气无尘，起到保护作用。同时，温度控制很合理，依据新生儿体温进行控制。在物联网技术下，可通过集中管理设备对各培养箱数据进行监控，同时具备远程报警功能。

19. 急症救护车装载各监护设备的应用

急症救护车为去往医院途中的急症患者提供急诊救护处理及运送。车上携带大量绷带和外敷用品，可以帮助止血、清洗伤口、预防感染。车上还带着夹板和支架用来固定患者折断的肢体，并避免患者颈部和脊椎的伤害加重。也备有氧气、便携式呼吸机、心脏起搏除颤器和多参数监护仪等，监护仪可以在前往医院急诊室的路上监测患者脉搏、呼吸等各类生命体征。这些监测数据可以通过物联网技术提前发送至医院的急诊室，并建议医院做好准备。

（姚晨龙）

第四章 医院护理办公信息技术应用

第一节 护理电子病历应用

一、体温单

PDA 可自动提示生命体征信息采集时间。护士携带 PDA 巡视病房，在床旁直接采集患者各项生命体征，将采集的护理数据及时在床边录入 PDA 系统进行同步保存，然后通过无线实时将所有的数据快捷准确地传输到护士站台式电脑，保存后信息直接呈现于医生及护士工作站，同时将采集的时间和采集人等相关信息记录到数据库。这样可以避免转抄错误，节省了再次输入的时间，保证了护理记录的及时性与真实性，提高工作效率。

在 PDA 中，体温单的数据录入分为单个录入和整体录入两个功能。

（一）单个录入

1. 适用范围

①在任意时间对某一患者体温进行随时录入。
②复测体温的跟踪记录。
③在任意时间对"体温单补充信息"情况的录入。
④体温单及补充信息历史记录的查询。

2. 方法

扫描患者手腕带上的二维码或直接选择患者床号，点击 PDA 上"体温单"一项。

3. 各项目解读

①体温单包括：肛温、复测肛温（复测体温最多可录入 4 次）；口温、复测口温；腋温、复测腋温；箱温；呼吸；脉搏；疼痛评分。

图章时间：默认当前时间；或上下键手动设定生成记录的时间，精确到分钟。

图章类型：手术、入院、出院、转床、转科、外出、请假、死亡、插管、拔线、生后、病后、拆线后。

②体温单补充信息包括：大便次数、药物过敏情况、体重、身高、血压、摄入量、尿量、呕吐量及各种引流量（腹腔引流、脑室引流 1、脑室引流 2、鼻腔管引流、负压球 1、负压球 2、膀胱清洗进、膀胱清洗出、肾造瘘引流、胃肠减压、左右输尿管、膀胱造瘘管、VSD 引流 1、VSD 引流 2、左胸腔引流、伤口渗出液）。

4. 应用

（1）新入院患者信息录入

首先扫描患者手腕带上的二维码，当界面显示患者床号和姓名时，点击"体温单"，进行入院患者信息的采集和录入。

方法：①选择"体温单—体温单"，录入患者体温、脉搏、呼吸、疼痛情况，图章类型，图章时间（默认）。

②选择"体温单—体温单补充信息"，录入患者体重、身高、血压等。

③点击"保存"，系统会自动生成体温单。

（2）发热患者体温的即时录入

护士巡视病房时，测得患者发热，可以在床旁用 PDA 即刻扫描患者手腕带，在其"体温单"中录入患者即时的发热体温。保存后，系统会自动绘制于体温单最接近的时间整点上（6：00、10：00、14：00、18：00、22：00）。

（3）复测体温的录入

PDA 体温单中，各类型（肛、腋、口）体温录入后，最多可在后面录入 4 次复测体温。当患者发热时，需每小时复测，直至体温降至正常。复测值可按时间先后录入"复测温度"的条框中，系统将自动生成时间绘制体温单。

（4）闹钟提醒功能

当某患者录入即时的发热体温后，可立即在该患者界面上点击进入 PDA"复测提醒"一项，设定 5/10/15/20/25/30 分钟或以小时设定，事件选择"复测提醒"，并点击"设置"按键进行保存。到相应时间后，系统会自动弹出闹钟，提醒某患者复测时间到，护士即可在复测一栏录入该患者的复测体温，高效、方便、及时。

（二）整体录入

1. 适用范围

①全科患者每日 6：00 体温（或一级护理连同呼吸、脉搏）的整体录入。

②全科患者每日 14：00 体温、呼吸、脉搏、大便情况的整体录入。

③特殊患者（一级、大手术后三天等）在特定时间点体温（或连同呼吸、脉搏）的整体录入。

2. 方法

不需选择特定患者，在"无线护士工作站"的任意界面下，直接点击"全科体征"一项。

3. 应用

PDA 将自动提示生命体征信息采集时间，并提醒护士在需要时间点（2：00、6：00、10：00、14：00、18：00、22：00）测量并录入的患者床号姓名。其中包括：

①普通患者：6：00T 和 14：00 体温、脉搏、呼吸、大便情况。

②一级护理患者：每个时间点均要记录体温、脉搏、呼吸。

③大手术后三天内的患者：测体温 4 次/日（6：00、10：00、14：00、18：00）。

④发热患者，除每小时复测体温，＜39℃者，仍需 Q4h（每 4 小时测 1 次）测 1 次，直至正常。体温≥39℃者，需 Q4h 再测 3 次，直至正常。此时，利用"全科体征"进行查询，系统会自动提示在这一时间点需采集体温患者的床号、姓名。

4. 说明

在整体录入过程中，如果时间跨越到下一时间点，如 7：59 时补录 6：00 的体温，当系统时间跳到 8：00 时，PDA 会自动提示"请保存当前体温数据以免丢失"，请先保存已录入的信息。之后如若刷新，再录入的将是下一时间点 10：00 的体温。或者手动选择时间点 6：00，补录这一时间点体温。

二、护理记录单

PDA 携带方便，在病房内，护士可以随时将患者的测量结果、导管情况、病情变化、护理措施等以精确的时间记录在 PDA 上，录入后自动生成护理记录单，提高工作效率。

（一）方法

扫描患者手腕带上的二维码或直接选择患者床号，点击 PDA 上"护理记录单"一项。通过输入数值或者点击下拉式菜单中的选项，即可完成录入。

（二）护理记录单录入内容及说明

①护理级别：Ⅰ；Ⅱ；Ⅲ。

②病情：病危；病重。

③体温、复测体温（肛温、腋温、口温）、箱温、脉搏、呼吸、血压。

④意识：清楚、嗜睡、烦躁、昏迷、麻醉未醒。

⑤面色：红润、苍白、发绀、黄染。

⑥SpO_2、氧流量（L/min）、氧疗方式（鼻导管、头罩、面罩）、心电监护（有、无）。

⑦管路护理 1：氧气管（鼻导管、头罩、面罩）、鼻饲管、导尿管、胸腔引流管、胃肠减压、中心导管、镇痛泵、ICP 监测、脑室外引流、VSD、肾造瘘管、负吸球、深静脉导管、膀胱造瘘。

管路护理 1 是否通畅（√）。

管路护理 1 数值（固定、更换敷料、更换胶布、更换导管）。

管路护理 2、管路护理 3：内容同管路护理 1。

⑧卧位：左侧、右侧、平卧、半卧位、仰卧位、俯卧位、头低脚高位、头高脚低位。

⑨体位约束：左手腕、右手腕、左踝、右踝、双手腕、双踝、四肢。

⑩伤口：干燥、有渗液、有渗血、有渗血有渗液。

⑪皮肤：完整、红臀、湿疹、皮疹、糜烂、出血点、压疮、静脉炎、破溃、烫伤、压红、红斑、伤口、陈旧性瘢痕、造瘘。

⑫摄入量：口服摄入量、静脉摄入量、其他。

排出量：尿量排出量、大便排出量、其他。

⑬护理措施：高热护理、口腔护理、脐部护理、臀部护理、皮肤护理、会阴部护理、造瘘口护理、手术前护理（清洁皮肤）、手术前护理（备皮）、手术前护理（肠道准备）。

⑭小治疗：超声雾化、氧雾化、吸痰、滴眼、滴鼻、滴耳。

⑮安全措施：安全教育、防跌倒牌、防坠床牌、使用床栏。

⑯特殊检查：腰穿、肾穿、骨穿、心超、脑电图、CT、B 超、MRI、心电图。

⑰健康指导：入院指导、疾病指导、饮食指导、药物指导、检查前后指导、手术前后指导、出院指导。

⑱通知医生：已通知医生。

⑲病情观察及效果评价：手腕带已佩戴、手腕带已改换、检查已完成、检查未完成。

⑳病情评价：（可点击右下角"拼"字手写输入）。

（三）说明

①记录前，首先设定记录的时间（若不更改，则默认为当前时间）。

②根据患者病情和具体情况，在护理记录单各项中输入数值或点击选择所属项目中的选项，后点击"保存"即可同步生成护理记录单。

③历史记录的查看：

a. 护士可随时查看各种护理记录的完成情况：选择"护理记录单"，点击"历史记录"，系统会显示当天所有时间的记录详情（录入项目、数值、详细信息、记录时间、操作时间、记录姓名）。

b. 查看某一特定时间点录入的详情：可在日期旁边的下拉框里选择某一记录时间进行查看。

c. 查看一天内单独某个项目数值的记录、变化情况：在"历史记录"里，点击"体温、呼吸、脉搏、血压、其他信息"中的某一项，即可单独查看当日某个项目的全部记录数值、记录时间、操作时间、记录工号、记录姓名。

d. 查看前几日护理记录单详情：手动选择要查看的日期即可。

④历史记录的修改：暂时不支持在PDA上对历史记录进行修改。

⑤提醒记录功能：由于护理工作比较繁忙且易受外界干扰，在工作中为避免发生因护士忘记或超过时间执行各种操作，忘记或延迟记录护理记录单，可利用PDA上的闹钟功能避免这些问题的发生。

方法：按窗口键回主页面—设置—时钟和闹钟—闹钟设置，即可设置闹钟的时间、声音和文字提示。

护士可把时间性的各种操作提前输入到PDA的闹钟上，到时闹钟会自动响铃或震动（通过设定）提醒护士落实某项工作并及时记录护理记录单。如各种皮试后，可在护理记录单做好记录，并设定闹钟20分钟后提醒，20分钟后铃响提醒观察皮试结果，并再次记录护理记录单。

（陈文健）

第二节　无线技术护理应用

随着科学技术的发展，无线移动技术已广泛运用于现代生活和生产之中。无线移动技术是基于协议框架的模式，借助于无线网络，实现的一种通信方式。在无线移动技术中，无线局域网的构建是关键。无线局域网又被称为 WLAN，广泛应用在家庭式或小区内部的宽带之中，是一种覆盖面积小，技术先进的通信技术。无线局域网利用无线技术，形成空中数据传输方式，以达到语音或视频信号的传输。据此，无线局域网是对于传统网络的拓展，是一种发展迅速的新技术。同时，无线局域网避免了传统网络的弊端，做到了客户端对于有线网络的任意拓展，适合于现代人的生活追求。并且，在有线网络的平台下，通过无线网桥、接入点、网卡灯的设置，便可实现无线网络的构建。所以，无线局域网在性能上具有突出的优势，诸如网络的移动性、低廉的成本、网络安全等优势，这些优势为无线移动技术赢取了市场，适应社会发展的需求。

基于无线网络技术的强大优势，无线网络建设已成为医院实现现代化建设的重要方面。无线移动技术从本质上改变了医院管理的模式，优化了传统管理体制下的诸多弊端。在无线网络技术的运用中，局域网的构建是关键，基于无线局域网络才能有效地构建现代化的医院管理平台。同时，无线移动技术主要运用于查房、护理、资产管理等方面，这在一定程度上优化了医院的管理效率，便于管理工作全面而系统地开展。

一、传统护理活动的局限性

新形势下护理人员不仅肩负着基础的护理工作，还要把住控制感染和交叉感染的各个关口，开展特需护理服务，尽可能多地到床旁充分满足患者对疾病及医疗信息的需求，同时还需要不断加强护理质量和安全管理，进行护理绩效考核，这就需要通过改善医疗服务时间、空间、生活设施、就诊环境和强化优质服务来突出其人性化管理。对于传统的有线护士站工作方式来说，虽然在很大程度上减轻了护理人员的劳动强度，减少了医疗差错，但仍存在着很大的局限性，主要表现在：

1. 操作地点固定，缺乏移动性

传统的有线护士站一般都安装在护理单元，所有的操作都要到固定的护士站计算机上完成，而护理的工作性质是移动性非常强的，测量和记录患者的生命体征、三查七对、发药和治疗等工作大都需要到患者床旁完成，这些工作需要的信息和执行的结果都要返回到电脑中去查阅、录入和核对，给护士工作带来诸多不便。

2. 录入工作重复，增加劳动强度

对于测量患者的生命体征数据或监护仪设备中的数据、皮试结果、医嘱执行后的执行人签字、消毒包等物品的追溯路径以及护理工作质量考核结果等信息都需要现场先记录到纸张上，事后再补录到计算机系统中，这个过程不但增加了护理人员的工作量，造成工作滞后，同时，也增加了工作差错的概率，影响了护理工作的质量和安全，加大了医疗风险。

3. 空间占用大，扩展性能差

大多数医院的医疗空间资源都是有限的，而传统的有线网络结构方式占用空间较大，不能充分利用空间来增加护士工作站数量，扩展性差。

4. 部门工作环境要求高、布线困难

重症监护病房、层流病房、手术室等对工作环境净化要求很高的科室，给扩展有线网络工作带来很大的困难。

二、无线局域网的优势和构建

无线局域网（Wireless Local Area Networks，WLAN）是在局部区域内以无线媒体或介质进行通信的无线网络，是计算机与无线通信技术相结合的产物，使通信的移动化、个人化成为可能。相比有线网络，无线局域网具有以下几方面的优势。

1. 安装便捷

相对于有线网络来说，无线局域网的组建、配置和维护都较为容易，免去或减少了网络布线的工作量，一般只要安装一个或多个接入点设备，就可建立覆盖整个建筑或楼层的局域网络。

2. 移动性强

无线网络最大的一个优势就是可移动性，可以在无线局域网覆盖的区域内自由使用而保持网络数据的畅通传输。在病房、手术间、治疗室、护理单元，医务人员可以在网络覆盖范围的任何地点操作系统，进行随时随地移动办公。

3. 经济节约、降低消耗

有线网络都是盖楼时预布在墙体内的，需要预留出很多信息点，早期造成浪费，一旦网络的发展超出了设计规划，又要挖墙凿地进行网络改造，而无线网络可以根据需要进行规划和随时调整。

4. 易于扩展、使用灵活、统一管理

WLAN 有多种配置方式，能够根据需要灵活选择，随时、随地进行接入点的扩展，并通过安全策略实现统一管理。

三、无线技术在护理中的应用

基于无线网络的各种优势，其在医院管理信息系统中尤其在临床管理系统中得到越来越广泛的应用。目前国内在护理工作中主要应用于门诊移动输液系统、移动护士站、重症监护和手麻管理系统等几个方面。重症监护和手麻管理信息系统是医院临床信息系统的重要组成部分，自动采集床旁设备数据、共享全院信息资源、直接面对现场患者。通过无线网络的应用避免了布线困难、占用空间、产生噪音、污染环境等问题。

护理是医院开展医疗工作的关键环节，基于无线移动技术实现了护理工作的便捷化。在无线护理模式的构建中，以 EDA 为主体，通过其无线网卡以及二维码的扫描功能，形成智能性操作平台。当然，EDA 的摄像、摄影等功能也便于护理工作的全面开展。EDA 体积小，护士可以随身携带，为护理工作的开展创造便捷条件。目前，诸多医院利用护理移动工具、一次性的条形码腕带，对患者的信息进行储存，以便于护理人员查询患者信息，在一定程度上优化了护士的工作模式。护理移动模式软件设计方面，护理平台的构建最为关键。护理平台中的护理系统，尤其是全图形下的护理系统，实现了无线网络环境下信息传输、确认、储存的系统化。并且，护理移动系统基于患者的生理、用药等信息进行了有效的分类，便于护士全面护理工作的开展。

门诊移动输液系统通过采用条码技术、无线网络技术和移动计算技术，分别实现了护士对患者身份和药物条形码的准确核对，在正确的时间、正确的地点及时响应患者的求助，以及对处置信息进行准确记录。系统改变了以往烦琐的核对环节，确保了输液流程的准确性和安全性。移动护士工作站以医院信息系统为支撑平台，以掌上电脑（PDA）和平板电脑为硬件平台，以无线局域网为网络平台，充分利用医院信息系统的数据资源，

实现了 HIS 向病房的扩展和延伸，真正实现了对医嘱实际执行的全过程跟踪，保证了护理数据采集、护理任务管理及护理监控的实时性，提高了工作效率，优化了护理工作流程，极大地推动了医院的信息化建设和数字化发展。

（孙雪芹）

第五章　护理科研信息技术应用

第一节　循证护理技术的应用

一、循证护理的概念

（一）循证护理的定义

循证实践作为一种理念、决策方式及实践方法，对全球医疗卫生保健的进步和护理学科的发展有着重要的意义。尤其是近年来医学界一直在提倡循证医学及转化医学，护理界也一直呼吁从传统的经验式实践转变为科学化决策和专业化实践，将实证护理的理论与实践相结合，以促进护理发展并改善临床质量。

循证护理（Evidence-based Nursing，EBN）可定义为护理人员在计划其护理活动过程中，审慎、明确、明智地将科研结论与其临床经验，以及患者愿望相结合，获取证据，作为临床护理决策的依据的过程。就其概念而言，EBN 的核心是获取证据，遵循的证据是科研结果、临床经验以及患者需求三者的有机结合体。可见，循证护理构建在护理人员的临床实践基础上，它强调以临床实践中的特定的、具体化的问题为出发点，将来自科学研究的结论与其临床知识和经验、患者需求进行审慎、明确、明智地结合，促进直接经验和间接经验在实践中的综合应用，并通过实施过程，改革工作程序和方法，提高护理水平和患者满意度。

（二）循证护理的要素

根据循证护理的定义，循证护理的基本要素包括以下三项：①获得最新、最佳护理研究证据；②护理人员丰富的临床经验和实践技能；③充分考虑患者的需求。

1. 获得最新、最佳护理研究证据

循证证据是经过严格界定和筛选而获得的最新、最佳证据，是对通过各种途径得到的护理研究结果，但并不是所有的研究结论都可以成为循证护理的证据。只有使用相关医学研究方法，经过认真分析和评鉴获得的最新、最真实可靠而且有重要临床应用价值的研究证据才是循证护理应该采纳的证据。同时，应考虑到护理领域证据的多元性问题，获取证据时纳入人文社会科学和行为科学领域的研究和设计。

2. 护理人员丰富的临床经验和实践技能

临床护理人员是实施循证护理的主体，许多患者的处理和对疾病的诊治都是通过护理人员去实施的。护理人员只有具备了丰富的临床经验、熟练的临床技能以及敏锐的思维能力才能发现临床中的问题，并将文献中的证据与临床实际问题有机地结合在一起，而非简单地生搬硬套。因此，护理人员不断更新自身观念、丰富自己的医学基础理论知识、牢固护理知识和技能，并将个人技能和临床经验密切结合，是开展循证护理的重要前提。

3. 充分考虑患者的需求

患者的需求和愿望是开展循证决策的核心，能否解决患者的问题，取决于是否考虑患者本身的需求。循证护理是以尽可能满足患者个体的利益和需求为目的，遵循最科学的证据，秉持以患者为中心的观念，注重对患者个体以及同一疾病不同阶段患者个体需求的评估和满足。循证护理是对护理人员思维方法和工作方法的挑战，必要时要打破习惯、打破常规。

二、循证护理的临床意义

1. 循证护理能提高护理服务和护理管理的品质，促进有效的护理实践活动

传统护理可能存在错误的观点和方法。如 10 年前患者骶尾部皮肤因受压发红时，护士会按照教科书和护理常规中的"受压部位皮肤按摩"方法，对受压部位进行按摩，促进其血液循环，以此来预防和护理压疮。但压疮相关系列循证实践研究发现，对受压发红的皮肤部位再行按摩，会增加组织压力，加剧损伤，预防效果适得其反。此外，临床

实践中很多护理措施缺乏科学依据，急迫需要加以验证。比如最常见的压疮的预防，研究已证实反复涂擦消毒剂会导致皮肤干燥，骨突部位的按摩反而加剧受压部位的组织浸渍，气圈的应用则会减少气圈中央部位的血液供应，但这些措施依然在临床护理过程中我行我素地被运用。循证护理能够告诉护士哪些是最成功的、最有效的、最经济的护理措施。它不但能提供平等、有效、合法的护理措施，还能节省卫生资源，从根本上减少护理实践的变异性和不稳定性，从而减少护患纠纷，提高护理服务和护理管理的品质。

2. 循证护理有利于科学的临床护理决策

循证护理从概念上属于一种决策程序和工作方法。所有的医疗卫生领域的决策都受到三个因素的影响：证据（Evidence）、资源（Resource）、资源分配中的价值取向（Value）。传统的决策方式常常是经验式的，例如护理管理部门在决定医院临床护理人员在一般护理操作前、后的洗手应采用传统的消毒肥皂流水洗手还是酒精类消毒剂搓手时，护理人员常常会根据传统习惯、已有的资源、价值取向进行决策，因此大多会选择传统的消毒肥皂流水洗手，而对现存的证据（酒精类消毒剂搓手的清洁和消毒效果、花费的成本、操作方便程度、控制院内感染的效果）或不够清楚，或持保守态度。而随着医疗卫生资源紧缺压力增加，卫生决策模式正由传统的经验型向循证决策型转变，决策者必须查找和评估可用的资源和价值。循证护理正适应了这一转变，为科学有效的护理决策提供了依据和工作方法。

3. 循证护理可帮助护理人员更新专业观，改进工作方法，促进护理学科的发展

循证护理是一种观念、理念，它可以改变护理人员以往按照习惯或经验的护理活动方式，强调在做出临床判断时遵循将科研证据与护理经验以及患者需求相结合而做出最后的判断。其目的是解决护理实践中存在的问题，通过循证的过程解决问题，从而指导临床护理决策、指导临床思维的观念和理念，帮助护理人员更新专业思维方式，改进工作方法，大大提高临床护理的质量及效率，促进临床护理学的发展。临床护理是循证护理研究的基础，循证护理研究又促进临床护理学的发展，二者相互促进相互依赖。

4. 循证护理更能满足患者需求

护理服务要达到患者满意，就必须高度重视患者的意见，在制订计划前征求患者意见，让患者参与决策，就是把患者的价值、愿望和实际情况考虑周全制定出切实可行、完整的护理方案。显而易见，由此而进行的循证护理，更能让患者满意。因为患者参与决策时，已基本认可了将要实施的护理方法，心里已默许了这套方案，满意在患者潜意

识里已形成了思维定式；加之，运用科学的证据，可最大程度减少患者的不满意因素。

5. 循证护理更能体现护理人员的自身价值

功能制护理模式下护理人员被动执行医嘱，从属于医生，自身价值被严重低估。作为护理实践主体的临床护士，能够成为具备独立思考、决策和行动的能力，进而能为服务对象解决健康问题或满足需要的专业人员，是世界护理专业发展的目标。EBN 需要护理人员具备纯熟的护理技术和护理技巧，丰富的专业知识和人文知识，敏捷的思维和严谨科学的方法。EBN 的特征就是在确定治疗护理方案时不仅注重经验，更遵循科学证据。系统评价是对现有的所有相关研究结果通过合成、二次分析后产生的综合性结论。应用系统评价，可免去护士花太多的时间去搜寻和分析评价复杂的原始研究信息，节省护士的时间，减轻护士劳动强度，更为护士接受，其护理过程和护理效果更能体现护理人员自身价值，有助于护理事业的发展。

三、循证护理的实施

（一）循证护理实施的步骤与方法

1. 确定临床护理实践中拟弄清的问题

明确临床实践中的问题，将临床护理实践的信息需求转换为特定的、结构化的护理问题。比如"医院内摔倒率"是一个国际公认的护理质量敏感指标，但对高危摔倒患者的评估、预防及干预的方法却五花八门、良莠不齐。有的研究发现刚入院的患者最易发生，有的结论却恰恰相反；有的要求加强患者身体约束，有的要求减少约束。因此护理人员对医院内患者摔倒的预防和控制方法的需求就转化成一个特定的、可供系统评价的护理问题。

2. 检索有关的医学文献证据

根据所提出的临床问题进行系统的文献查询，例如 Joanna Briggs，Medline、CINAHL、Cochrane 图书馆，系统寻找国内外关于住院患者跌倒的文献。证据的来源可以是研究原著、系统评价报告、实践指南、其针对治疗指南的综合研究证据或专家意见。收集证据的途径包括期刊、电子光盘检索、参考文目录以及同事、专家未发表的文献，如学术报告，会议论文，毕业论文等。

3. 用 EBM 方法学的原则评鉴证据

对所有相关的跌倒研究系列文章进行评审，如证据的科学性、可行性、适宜性、临床意义，以及有效性进行严格评鉴，并进行汇总。推荐其中设计严密的科研所得到的结论作为证据。通常最新的系统评价最具说服力，而临床实践指南往往对某种疾病治疗护理带有全面指导性质，如预防导管血流相关感染的指南，预防住院患者跌倒的指南等，临床上常常能直接应用。

4. 将最佳证据用于临床实践

通过各种媒介传播证据，将所获得的证据推荐给临床实践机构和专业人员。临床护理人员将证据与临床专门知识和经验、患者需求相结合，根据临床情景，做出适合的护理计划，并实施计划，改革原有的护理实践活动。将所获得的证据与临床专门知识和经验、患者需求相结合，获取该医院跌倒患者的流行病学方面的资料和经验，结合科研结论，制订符合患者个性特征的护理计划。

5. 评价实施结果，及时反馈更新

护理循证质量审查是一个延续、系统的过程。通过动态评审的方法监测证据实施过程，评价证据应用后的效果。无论系统综述或者实践指南，均存在时效性、地区性和科学性，在应用时同样需要评价结论是否科学、结果大小以及是否适用自己的患者。正如中国循证医学中心、中国 Cochrane 中心主任李幼平教授所讲："循证医学，因为需要而产生；因为使用而发展；因为真实而不完善；因为不完善才有继续发展的空间。"

以肿瘤患者采用含有 5-FU 的方案进行化疗后常并发口腔黏膜炎为例。第一步：确立问题。肿瘤患者采用含有 5-FU 的方案进行化疗后，常并发口腔黏膜炎，发生率达 40%，给患者造成很大的痛苦和困扰。预防口腔黏膜炎的方法和措施很多，变异度很大，效果也各不相同，相关的卫生花费差异也较大，因此哪些方法可有效预防含有 5-Fu 的方案进行化疗的肿瘤患者发生口腔黏膜炎？第二步：寻求证据。通过系统的文献检索获取证据，可通过查询 Cochrane 图书馆、JBI 图书馆、Medline、CINAHL、中国生物医学文献数据库等中英文数据库，关键词为"口腔黏膜炎（oral mucositis）"或"口腔溃疡（oral ulcer）"＋"5-Fu"＋"预防（prevent）"，并首先选择 RCT 研究进行检索，再扩大检索面，包括其他设计的研究（非随机对照试验、描述性研究、质性研究、案例分析等），获取相关研究的结果。第三步：对证据进行严格评鉴。对初步纳入的各项研究进行严格评鉴，包括设计的严谨性（如取样方法、分组方法，干预原则、统计方法等）、结果的准确性和有效

性、研究结果的实用意义等，并汇总相关证据，对质量较高的干预性研究进行 Meta-分析，形成"关于预防 5-FU 化疗所致口腔黏膜炎的措施"的系统综述，并对证据进行分级。第四步：传播应用证据。通过各种途径和媒介，例如开展培训、组织讲座、发表论文、散发材料、利用网络等形式，研究者将"关于预防 5-FU 化疗所致口腔黏膜炎的措施"的系统综述全文或结论意见推荐给有化疗、放疗患者的医疗机构和医护人员。引入并应用证据：在对证据的真实性和相关性进行评价后，肿瘤专科护理人员根据所处的临床情景，结合自身的临床经验和患者需求将其结果运用到 5-FU 化疗患者口腔黏膜炎的预防上。例如：运用含有 5-FU 的方案化疗的患者应建立每日评估口腔黏膜状态的护理常规，每日常规口服谷氨酰胺，同时每日 3~4 次用别嘌呤醇及 3% 的硼酸溶液含漱；接受 5-FU 治疗时，根据患者的接受程度，可将冰屑贴敷于口腔黏膜上或含化冰块，以预防 5-FU 导致的口腔黏膜炎。明确上述证据的等级，根据所处病房的具体情景，适当引入上述方法，或在本病房情景下进一步验证该证据的有效性和可行性后，用新的方式替代传统的方式预防口腔黏膜炎。第五步：评价证据实施结果。制定预防 5-FU 化疗所致口腔黏膜炎的护理规范，并通过严格的管理程序，动态随访实施后护理人员的工作程序是否符合实践指南要求、患者口腔黏膜炎的发生率是否下降。

（二）正确认识循证护理，推进循证护理实践

从现阶段情况来看，虽然较多的护理人员热衷循证护理，但是在对循证护理的认识和临床应用过程中还存在一些问题，影响了循证护理技术的推广和实施，需要做进一步澄清。

1. 循证护理并不等同于护理研究

护理研究是根据事先确定的问题设计研究方案、收集分析资料，并将研究结果应用于临床护理中，它是提高护理服务质量的途径。以科研为基础的护理强调对科研结果的应用，若护理人员根据研究问题从文献中没能找到证据，他们可以自己设计并开展一项研究以解答这一研究问题，并将研究结果应用于临床实践中。循证护理的外延要广于护理研究，它所提供的证据是科研结果、专家经验，以及患者愿望的综合体；它是建立在对某一专题相关文献的系统综述基础上，由专题小组协作完成，该文献综述系统、全面对相关科研进行客观评鉴；它是针对护理实践的整个过程，具有连续性和动态性，并注重终末质量评审；循证护理能相对节约卫生资源和经费，具有较强的实用性，可直接推广至实践中。因此，循证护理与护理研究两者是不一样的。

2. 循证护理不是一种护理模式

循证护理是一种观念和工作方法，而不是一种组织护理工作的形式。循证护理是指导临床护理思维方式和决策方法的一种程序，并不涉及演绎概念之间的关系和结构。同时，循证护理并不涉及工作结构，因此也不是一种组织护理工作的形式。从概念上看，循证护理是一种观念，一种指导临床护理人员通过循证做出科学的临床判断的工作方法。

3. 循证护理不是简单的文献综述

一般的文献综述检索方法没有统一的规范，也没有对所选文献的真实性、可靠性、科学性进行评审的要求，一般只对研究结果作定性的总结，很少对文献的设计、研究方法、结果的科学性加以评论，对可能存在的偏倚没有进行纠正。而循证护理开展所用的文献检索方法、文献的分析方法、所形成的综述的系统性评价等均显著不同于一般的文献综述。尤其是对文献质量评价是循证护理实践的关键，但是该过程烦琐费时，部分研究就某一特定专题进行了简单文献查询综述，并将查询到的研究结果直接应用到该专题的临床护理实践中，就误以为这一过程就是循证护理。这种实践方式只是套用了循证护理的名义，而未能正确地理解其实质。

目前循证护理实践领域推荐的做法是直接查询经过严格评价的循证资源，这些资源都是经过循证实践机构的专业人员进行严格筛选与评价后形成的。此类资源清晰地标注了证据的来源，并根据 Cochrane 中心构建的证据分级标准与推荐意见，对证据的有效性与推荐意见进行说明，供临床专业人员利用，循证实践尤其强调应重视该过程，对所查询到的各类文献一旦缺乏严格评价，则可能将一些设计存在严重问题、结果错误的研究作为证据应用到临床，误导临床护理实践。

4. 循证护理的证据不等同于随机对照试验的结果

在循证实践中，随机对照试验因其设计严谨、结果的可信度高，被称为"最佳证据"。但真正的随机对照试验研究数量在护理研究领域还是相当有限的。即使获得了 RCT 的结果，也并不意味着根据 RCT 结果护理患者就是循证护理，应作具体的分析。再者其研究结果是否可以应用，还应根据患者的意愿和需求的分析来决定。随机对照试验研究的结果的确可以提供最有力的证据，但护理学科是科学和艺术的结合，循证实践运动倡导证据具有多元性和等级性，Joanna Briggs 循证护理中心主任 Alan Pearson 教授认为循证实践者应成为"多元主义者（pluralism）"，其他的研究设计，例如类实验性研究、对列研究、病例对照研究、质性研究、个案分析等设计的研究也提供证据，只是应对证据的等级和推荐性进行审慎评审，才能在适合的范围内加以应用。

四、循证护理的发展及展望

（一）循证护理的发展

循证护理是循证实践活动的一个分支，经过十几年的发展，循证护理在国际护理领域的发展非常迅速，目前形成了多个国际性的循证护理协作网络。全球最早的循证护理中心是成立于 1996 年英国约克大学循证护理中心（The University of York Centre for Evidence-based Nursing），是全球最早致力于循证护理的研究机构，该中心主要进行循证护理的教育和培训，并收集社区服务和健康促进方面的证据。该中心于 1998 年与加拿大 McMaster 大学共同创办了 Evidence-based Nursing（《循证护理》杂志），组织进行护理实践活动的专题系统综述，并发表其结果。其他著名的循证护理中心包括加拿大 McMaster 大学循证护理中心、澳大利亚 Joanna Briggs 循证护理国际合作中心（JBI）、美国 Minnesota 大学循证护理中心、Texas 大学健康科学中心的循证护理学术中心（ACE）等。澳大利亚 Joanna Briggs 循证护理中心是设在澳大利亚阿得莱德大学皇家阿得莱德医院的独立研究机构，成立于 1996 年，是全球第二个循证护理中心，也是目前全球最大的推广循证护理的机构，该机构在全球各地共设立 23 个分中心，遍布大洋洲、欧洲、北美洲、亚洲、非洲，目前建立了国际性的 JBI 循证护理全球协作网——JBC（Joanna Briggs Collaboration），进行护理相关证据的合成、传播和应用。

在我国，四川大学华西医院于 1999 年正式成立中国 Cochrane 中心后，对护理人员也进行了循证实践的相关培训，并将循证护理的方法应用于临床实践，开展了"压疮的预防和控制的循证实践"等项目，这是我国大陆地区首次将循证实践引入护理学科的机构。1996 年，JBC 在中国地区设立了三个分中心：1996 年在香港中文大学护理学院设立"香港循证护理分中心"、2004 年 11 月在上海复旦大学护理学院设立"复旦大学 JBI 循证护理分中心"（http：//nursing. fudan. edu. en）、2005 年在台湾杨明大学护理学院设立了"台湾杨明大学循证护理分中心"，这标志我国循证护理已步入一个新阶段。复旦大学 JBI 循证护理分中心是我国大陆地区的第一个循证护理中心，中心致力于在中国大地区推广循证护理实践，进行证据合成、传播和证据应用，翻译并传播国外循证护理系统综述最佳证据报道，以推动我国临床护理实践的发展。2012 年的国际护士会以"弥合证据和实践中的差距"为主题，呼吁将证据转化为护理实践中的应用。在此背景下中山医院 2012 年 7 月成为中国内地首个"JBI 循证卫生保健中心的证据应用基地"，其首要任务是将充分利用 JBI 的循证资源，推广和持续开展各项证据临床应用项目，如鼻饲护理、口腔护理、下肢静脉血栓的预防、危重患者的转运交接等，以充足的科学证据资源作为护理质量持续改进的措施和工具，为患者提供富有科学依据、符合患者愿望和价值观、规范和标准的护理方案，让优质护理实至名归。

（二）循证护理展望

循证护理的本质在于寻求最佳最新证据，将新的护理观念、方法应用于临床，其对实践的主体护士也提出了更高的要求。但由于受传统概念和经验护理模式的影响，护理人员对循证护理的认识还不足，加之本身素质受限无法胜任循证护理的任务。对此，一方面要普及循证护理知识，将之纳入护理教育中；另一方面要加强外语、检索和系统评价等方面的针对性训练，以提高护理人员的循证能力，这样才能为实施循证护理打下坚实的基础。

虽然循证护理的具体实施是从临床实践中某一微观的专题开始，但从宏观的角度分析，开展循证护理一直被看作一项从观念更新到实践方式改革的系统工程，因此，开展循证护理必须首先获得行政管理层和决策机构对循证护理的认同和积极支持，这是实施循证护理的关键所在。循证护理在我国的推广，还必须广泛加强与国外循证实践机构的密切合作和联系，以获取最新的信息和技术支持，建立互助互惠的网络。护理在国内循证医学主题研究的相对向心度和密度较高，但研究的深度和关联程度远低于国外。应认清差距，科学定位，立足实践，找准突破口，顶层设计，多方协作，深入研究。同时，开展循证护理还必须加强与国内循证医学机构的联系，国内有多个循证医学中心，已开展了形形色色的循证医学项目，通过医护之间在循证实践上的合作，形成多学科团队，用共同的程序和方法开展循证实践，这是推广这一事物的重要前提。目前，临床护理研究的数量迅速增加，通过科学规范的系统综述，可从大量的国内、外文献资料库中筛选符合要求的研究进行综述，形成最佳的护理证据，提供给广大护理管理和实践者，指导护理实践的变革，进一步推动中国护理事业的发展。总之，通过护理领域的管理者、临床实践者、研究者、教育者的共同努力，以及与国内国外多学科循证实践机构的密切合作，相信循证护理能够在我国得以迅速发展。

最后，引用国际护士会执行主席 David Benton 在 2012 年国际护士节主题活动"弥合证据和实践中的差距"中的致辞："护士必须学会确定最佳证据，并依据患者的需要，运用自己的专业知识、技能和临床判断，使证据的应用有可行性。"希望通过护理证据的临床应用，能够培育一批循证护理临床实践的中坚力量；通过推广科学工作方法和循证护理理念，使更多的医院、更多的护士了解循证护理，认识循证护理，参与循证护理，从而让护理服务因为科学循证而更加优质。

（章丹）

第二节 中国知网（CNKI）文献检索技术应用

一、概况

国家知识基础设施（National Knowledge Infrastructure，NKI）的概念，由世界银行于1998 年提出。CNKI 工程是以实现全社会知识资源传播共享与增值利用为目标的信息化建设项目，由清华大学、清华同方发起，始建于 1999 年 6 月。在党和国家领导以及教育部、中宣部、科技部、新闻出版总署、国家版权局、国家计委的大力支持下，在全国学术界、教育界、出版界、图书情报界等社会各界的密切配合和清华大学的直接领导下，CNKI 工程集团经过多年努力，采用具有国际领先水平的数字图书馆技术自主开发，建成了世界上全文信息量规模最大的"CNKI 数字图书馆"，并正式启动建设《中国知识资源总库》及 CNKI 网格资源共享平台，通过产业化运作，为全社会知识资源高效共享提供最丰富的知识信息资源和最有效的知识传播与数字化学习平台。

CNKI 工程的具体目标，一是大规模集成整合知识信息资源，整体提高资源的综合利用价值和增值利用价值；二是建设知识资源互联网传播扩散与增值服务平台，为全社会提供资源共享、数字化学习、知识创新信息化条件；三是建设知识资源的深度开发利用平台，为社会各方面提供知识管理与知识服务的信息化手段；四是为知识资源生产出版部门创造互联网出版发行的市场环境与商业机制，大力促进文化出版事业、产业的现代化建设与跨越式发展。

目前，《中国知识资源总库》拥有国内 8700 多种期刊、1000 多种重要报纸、420 多家博士培养单位、650 多家硕士培养单位的优秀文章，数百家出版社已出版图书，全国各学会/协会重要会议论文，中小学多媒体教学软件，专利，年鉴，标准，科技成果，政府文件，互联网信息汇总以及国内外上千个各类加盟数据库等知识资源。《中国知识资源总库》中数据库的种类不断增加，数据库中的内容每日更新，每日新增数据上万条。

中国知网以"三层知识网络"模式构建内容：

第一层：基本信息库

基本信息库由各种源信息组成。如期刊、博硕士论文、会议论文、图书、报纸、专利、标准、年鉴、图片、图像、音像制品、数据等。该库按知识分类体系和媒体分类体系建立。

第二层：知识仓库

由专业用途界定知识仓库的知识范畴和层次，由学科知识体系确定知识模块、知识点及其内容。内容可以从基本信息库中选取。

第三层：知识元库

由具有独立意义的知识元素构成。它包括理论与方法、事实、数值型三类基本知识元。既可独立使用，也可与基本信息库、知识仓库相关联使用。

二、主要数据库

（一）CNKI 系列源数据库

1. 中国期刊全文数据库

收录 1994 年至今 8200 多种期刊，按学科分为 168 个专题，现有文献 2200 多万篇，每日更新，年新增文献 100 多万篇。

2. 中国期刊全文数据库（世纪期刊）

收录 1979 年至 1993 年的 4195 种期刊，部分期刊回溯至创刊，最早回溯至 1887 年，按学科分为 168 个专题，现有文献 500 多万篇，每月更新。

3. 中国博士学位论文全文数据库

收录 1999 年至今 420 多个博士培养单位的学位论文，现有论文 5 万多篇，每日更新。

4. 中国优秀硕士学位论文全文数据库

收录 1999 年至今 652 个硕士培养单位的学位论文，现有论文 37 万多篇，每日更新。

5. 中国重要报纸全文数据库

收录 2000 年至今 700 多种重要报纸，现有文章 645 万多篇，每日更新，年新增文章

120万篇。

6. 中国重要会议论文全文数据库

收录2000年至今1200多家学术团体的会议论文，现有论文近58万篇，每日更新。

7. 中国图书全文数据库（工具书）

一期工程即将完成，首批3万种新书已上网服务，每日更新，年新增图书10万本。常用的CNKI源数据库如图5-1所示。

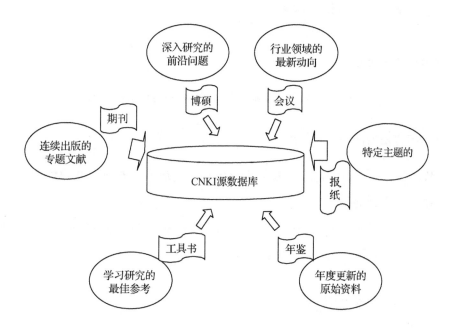

图5-1 常用的CNKI源数据库

（二）CNKI系列专业知识仓库

1. 中国医院知识仓库

收录1400多种医学期刊，108家医学博硕士培养单位学位论文，内容每日增加。

2. 中小学多媒体数字图书馆

收录500余种教育类期刊，2000多种相关期刊，400余种相关报纸，以及多媒体教育教学素材、高初中同步教学辅导、高考中考名师辅导等，内容每日增加。

3. 中国企业知识仓库

汇集企业所需期刊、优秀博硕士论文、重要会议论文、报纸全文、图书全文、新书目等数据资源。涵盖企业所需各类信息资源、知识资源，利用现代信息技术进行加工整合，以最方便快捷的传播手段，为企业提供可有效利用的资源。主要分钢铁冶金、铝业、石油化工、石油天然气勘探、电力、发电、电网、金融、保险、证券、基金等各个行业、企业知识库，内容每日增加。

（三）CNKI 系列知识元数据库

1. 数值型知识元库

包括从各类统计年鉴及各种专业文献中抽取的统计数据和科学实验数据。

2. 理论与方法型知识元数据库

包括从各种百科全书中抽取的专业术语解释，及从各种专业论文中抽取的观点、理论、方法和技巧等知识元。

除上述主要数据库，中国知网（CNKI）还有正在建设中的各类 CNKI 系列数据库、国内外各类加盟数据库、互联网信息数据库等。

三、中国知网检索方法

CNKI 中国知网数据库提供单库或跨库的初级、高级、专业以及二次检索。

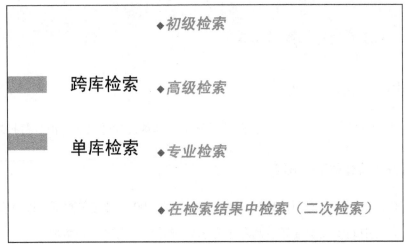

案例：检索"ISO9000 在医院的应用情况"方面的相关文献。因单库和跨库检索的方法和过程类似，只是检索结果的文献量有差异，本例主要介绍跨库检索。

①进入中国知网（http：//www.cnki.net/）网站平台首页如图 5-2 所示。点击"登录"后，输入个人用户名、密码，即可正常使用中国知网。

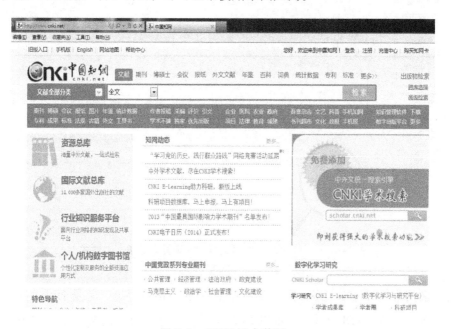

图5-2　CNKI 平台首页

②因单库与跨库检索方法和过程类似，只是检索结果的文献量有差异，本例选择跨库检索，如图 5-3 所示。

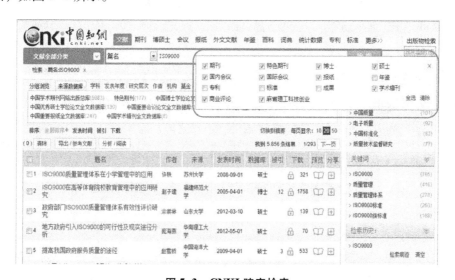

图5-3　CNKI 跨库检索

③选择关键词，并在高级检索中确定逻辑表达式，如图 5-4 所示。

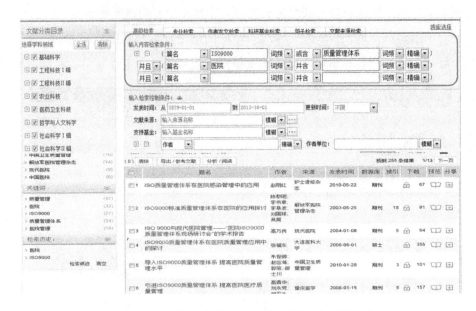

图 5-4　CNKI 高级检索中选择关键词并确定逻辑表达式

④检索结果下载页面，点击题名链接查看文献的相关信息，若是期刊文献，选择点击"CAJ 下载"或"PDF 下载"，如图 5-5 所示；若是硕博士论文，点击"分页下载"、"分章下载"、"整本下载"来获取全文，如图 5-6 所示。

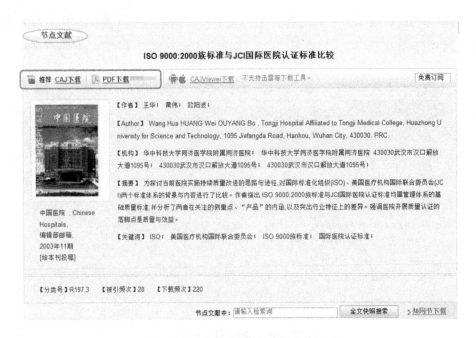

图 5-5　CNKI 期刊检索结果下载界面

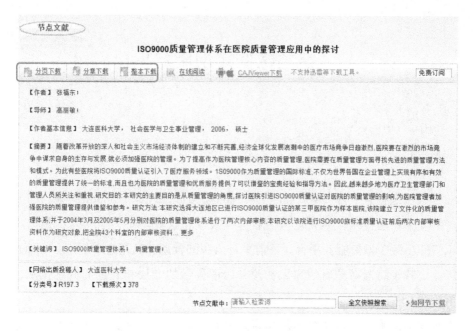

图 5-6　CNKI 硕博士论文检索结果下载界面

⑤下载后阅读全文，可以用 CAJViewer 阅读器，也可以用 Adobe Reader 阅读器。一般情况下，选择"PDF 下载"，须用 Adobe Reader 阅读器打开全文；而 CAJViewer 阅读器则兼容大部分文献格式，包括 PDF 格式，如图 5-7 所示。

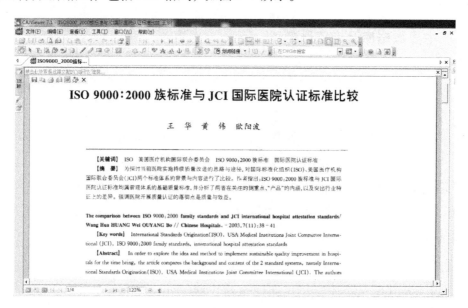

图 5-7　CNKI 文献下载后阅读界面

（高清林）

第三节　万方数据知识服务平台应用

一、概况

　　万方数据知识服务平台（WanFang Data Knowledge Service Platform）集高品质知识资源、先进的检索算法技术、多元化增值服务、人性化设计等特色于一身，是国内一流的品质知识资源出版、增值服务平台。目前平台出版的资源总量超过 2 亿条，全面覆盖各学科、各行业。基于海量高品质的知识资源，运用科学的方法和先进的信息技术，构建了多种增值服务。

　　万方数据知识服务平台集合中外学术期刊论文、学位论文、中外学术会议论文、标准、专利、科技成果、特种图书等各类信息资源，资源种类全、品质高、更新快，具有广泛的应用价值。提供检索、多维知识浏览等多种人性化的信息方式及知识脉络、查新咨询、论文相似性检测、引用通知等多元化增值服务。采用先进的 WFIRC 检索、服务集群技术及拥有高水平的技术团队，保障系统的高速稳定运行。

二、主要数据库及增值服务

（一）主要数据库资源

　　（1）中国学术期刊数据库（原数字化期刊群）（China Science Periodical Database，CSPD）

　　（2）中国学位论文全文数据库（China Dissertation Database，CDDB）

　　（3）中国学术会议文献数据库（China Conference Paper Database，CCPD）

　　（4）中外专利数据库（Wanfang Patent Database，WFPD）

　　（5）中外标准数据库（Wanfang Standards Database，WFSD）

　　（6）中国法律法规数据库（China Laws & Regulations Database，CLRD）

　　（7）中国科技成果数据库（China Scientific & Technological Achievements Database，CSTAD）

　　（8）中国特种图书数据库（China Special Books Database，CSBD）

（9）中国机构数据库（China Institution Database，CIDB）

中国机构数据库是以 1988 年的《中国企业、公司及产品数据库》（CECDB）为基础扩展的数据库系统。

中国企业机构数据库（China Enterprise & Organization Database，CEOD）

（10）中国专家数据库（China Experts & Scholar Database，CESD）

（11）中国学者博文索引库（Wanfang Blog Index Database，WFBID）

（12）OA 论文索引库（OA Paper Index Database，OAPID）

（二）主要增值服务

1. 论文相似性检测服务（WFKS_PSDS）

论文相似性检测服务是万方数据推出的特色服务，用于指导和规范论文写作，检测新论文和已发表论文的相似片段。它基于数字化期刊全文数据库、学位论文全文数据库等万方数据核心数据资源，可通过 Web 模式，快速灵活进行单篇论文检测，并率先在国内推出了支持批量检测、断点续传等功能的检测客户端。最新推出检测结果统计报告功能，并即将推出全新模式的详细检测结果报告，增加了检测报告的实用性、可读性。

2. 知识脉络分析服务（WFKS_KTAS）

知识脉络即以主题词为核心，根据所发表论文的知识点和知识点的共现关系的统计分析，使用可视化的方式向用户揭示知识点发展趋势和共现研究时序变化的一种服务。

3. 查新咨询服务中心（WFKS_LIBRARIAN）

科技查新是一种深层次的、具有特定含义的检索工作，普通检索系统无法满足查新专业用户的需求，因此我们为图书馆情报机构贴身打造了一个用于查新咨询的服务平台。该平台在包括国家图书馆在内的多家图情机构的几十位专家的指导下完成设计研发，贴合了图书馆人的工作任务和行为习惯，并根据图书馆人特有的专业知识背景和需求，打造了多种专用工具。

4. 科技文献分析服务（WFKS_STLA）

科技文献子系统由 40 个典型主题数据库组成，主题的选取主要来源于国家中长期科学和技术发展规划纲要——重点领域及其优先主题，侧重社会关注高的社会焦点、热点问题，兼容国家和社会的重大需求，有未来或当前重要的应用目标。

5. 中国学术统计分析服务（WFKS_SA）

中国学术统计分析报告是知识服务平台于 2009 年推出的研究分析系统。从各主要学术领域出发，以完整准确的学术文献资源和有关数据为依据，运用科学的统计方法，从关注度、上升及下降趋势、新兴研究等几个主要方面进行研究分析，通过客观数据直观反映我国学术发展现状、情况和问题。

6. DOI 服务（WFKS_DOI）

DOI 是数字对象唯一标识符（Digital Object Unique Identifier），拥有完整的唯一标识符管理、技术、标准体系；由 IDF、CNRI（全美研究创新研究所）以及全球各个注册机构（RA）等运行；拥有一个完整的唯一标识符注册、解析及增值服务系统。

7. 移动阅读服务

移动阅读成为信息化时代的全新阅读方式，我国移动阅读的用户量呈爆炸式增长，用户需要信息更丰富、获取更容易、得到更及时。万方数据利用自身强大的资源和服务优势，结合先进的移动终端设备，精心打造万方数据移动阅读服务，使随时、随地、随意地阅读知识服务平台信息成为现实。

三、万方数据知识服务平台检索方法

万方数据库提供单库或跨库的初级、高级、专业以及二次检索。

案例：检索"ISO9000 在医院的应用情况"方面的相关文献。因单库和跨库检索的方法和过程类似，只是检索结果的文献量有差异，本例主要介绍跨库检索。

①进入万方数据知识服务平台（http：//www. wanfangdata. com. cn/）首页，如图 5-8 所示。点击"登录"后，输入个人用户名、密码，即可正常使用万方数据库。

②跨库检索，同时选择关键词，并在高级检索中确定逻辑表达式，如图 5-9 所示。

③进入检索结果页面，点击题名链接查看文献的相关信息后，选择点击"查看全文"或"下载全文"，如图 5-10 所示。

④下载后阅读全文，可以用 CAJViewer 阅读器，也可以用 Adobe Reader 阅读器。一般情况下，无论选择"查看全文"还是"下载全文"，文献格式均为 PDF 格式。CAJViewer 阅读器兼容大部分文献格式，包括 PDF 格式；Adobe Reader 是专用于打开 PDF 格式文件的阅读器，如图 5-11 所示。

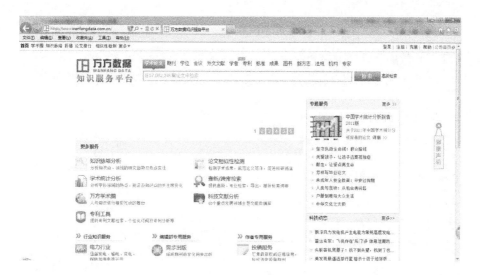

图 5-8　万方数据知识服务平台首页

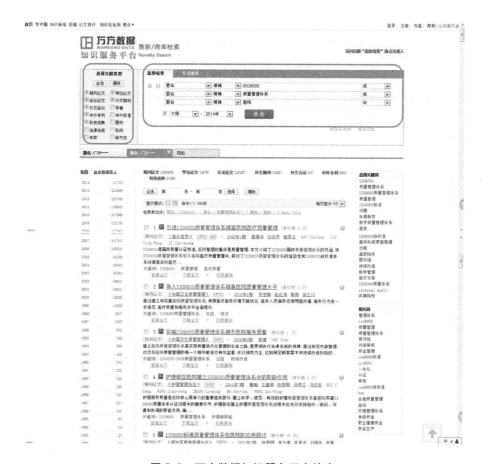

图 5-9　万方数据知识服务平台检索

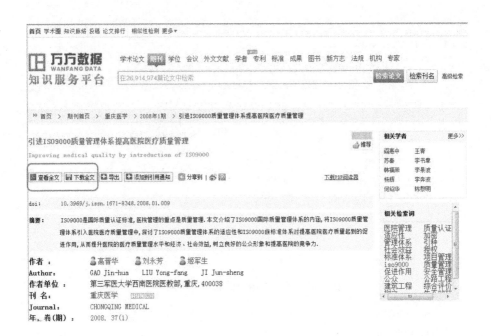

图5-10　万方知识服务平台检索结果下载界面

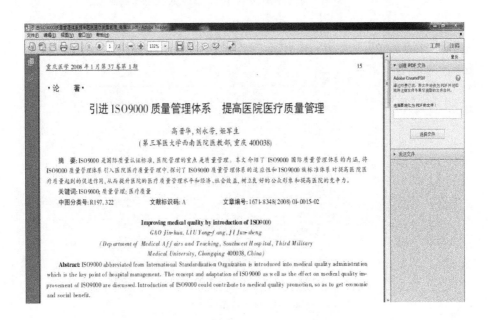

图5-11　万方知识服务平台全文下载阅读

（高清林）

第四节 PubMed 生物医学文献数据库应用

一、概况

PubMed 是美国国家医学图书馆（NLM）所属的国家生物技术信息中心（National Center for Biotechnology Information，NCBI）推出的，基于 Web 的因特网生物医学信息检索系统，位于美国国立卫生研究院（NIH）的平台上。它的数据库来源为 MEDLINE。PubMed 覆盖了全世界 70 多个国家 4300 多种主要生物医学期刊的摘要和部分全文。它是 NCBI Entrez 整个数据库查询系统中的一个。PubMed 界面提供与综合分子生物学数据库的链接，其内容包括：DNA 与蛋白质序列，基因图数据，3D 蛋白构象，人类孟德尔遗传在线，也包含着与提供期刊全文的出版商网址的链接等。

在中文世界里已经有公司推出了 PubMed 汉化版，在 PubMed 的基础上实现了界面汉化、主题词汉化，搜索结果完整调取 PubMed 数据库，并实现了 30% 的标题、10% 的摘要人工翻译，同时同步支持全文传递，10 万热心用户在线使用全文传递，基本能够在 20 分钟内获得 PubMed 全文。

二、PubMed 数据来源

PubMed 医学文献检索服务系统，其数据主要来源有：MEDLINE、OLDMEDLINE、Record in process、Record supplied by publisher 等。数据类型：期刊论文、综述以及与其他数据库链接。

1. MEDLINE

MEDLINE 收录 1966 年以来的包含医学、护理、兽医、健康保健系统及前临床科学的文献，记录的标记为：［PubMed-indexed for MEDLINE］。这些数据来源于 70 多个国家和地区的 4800 多种生物医学期刊，近年数据涉及 30 多个语种，回溯至 1966 年的数据涉及 40 多个语种，90% 左右为英文文献，70%～80% 的文献有著者撰写的英文摘要。

2. In Process Citations

1996 年 8 月开始，该库每天收录由 MEDLINE 的期刊出版商提供的尚未经过规范化处理的数据，该库中的记录只具有简单的书目信息和文摘，记录标记为：〔PubMed-in process〕。当该库中数据被标引 MeSH 词、文献类型及其他数据时，每星期转入 MEDLINE 一次，而被处理前的数据从该数据库中删除。

3. OLDMEDLINE

含 1950 年至 1965 年期间发表的 200 万篇生物医学文献。OLDMEDLINE 的记录没有 MeSH 字段和摘要，记录的标记为：〔PubMed-OLDMEDLINE for Pre 1966〕。

4. Publisher-Supplied Citations

它是由出版商提供的电子文献，每条记录标有：〔PubMed-as supplied by publisher〕。这些文献包括两种来源：MEDLINE 收录范围的文献，每日被添加到 In Process Citation 中去，换上〔PubMed-in process〕的标记，并赋予一个 MEDLINE 的数据识别号 UI；不属于 MEDLINE 收录范围的文献则只有 PubMed 数据识别号 PMID 而没有 MEDLINE UI。

三、PubMed 检索方法

（一）PubMed 检索机制

1. 自动转换匹配功能（Automatic Term Mapping）

对于输入的检索词，PubMed 先按一定的词表顺序进行对照匹配和转换，再进行检索。词表匹配转换顺序是：MeSH 表（MeSH Translation Table）、期刊刊名表（Journal Translation Table）、短语表（Phrase list）、作者索引（Author Index）。如果在以上 4 个表中都找不到相匹配的词，PubMed 将把短语分开，以单词为单位，分别重复以上的过程，检索时各个词之间是 AND 逻辑关系。如果仍找不到相匹配的词，则用单个词在所有字段查找，各个词之间也是 AND 逻辑关系。

2. 短语检索（Phrase Searching）

也可称为强迫词组检索，即如果要将短语作为一个词组进行检索，可用双引号" "将其引起来。如："drug therapy"作为词组进行检索，系统不进行自动转换匹配，也不进行 MeSH 词的扩检。

（二）PubMed 检索运算符

1. 逻辑运算符

逻辑与：AND，逻辑或：OR，逻辑非：NOT。

当一个检索表达式中同时含有三个运算符时，运算顺序从左至右，括号可以改变运算顺序。

2. 截词符

一个词或字拼写出部分字母后面加上一个截词符 ∗，如 chem∗ 表示用词根进行检索。

3. 双引号

"" 表示对引号中的短语进行检索。

4. 检索字段标识符

tag 为字段名称。主要字段见表 5-1。

表 5-1　PubMed 主要字段表

字段标识	字段名称	说　明
TI	Title	题目
AD	Affiliation	作者单位
AB	Abstract	文摘
DP	Publication Date	出版日期
TA	Journal Title Abbreviation	刊名缩写
MH	MeSH Terms	主题词

（三）PubMed 检索技巧

PubMed 的检索主要分为简单检索、高级检索（Advanced）、主题词检索（MeSH Database）、文献匹配（Citation Matcher）、期刊检索（Journals in NCBI Databases）、其他辅助检索等，如图 5-12。

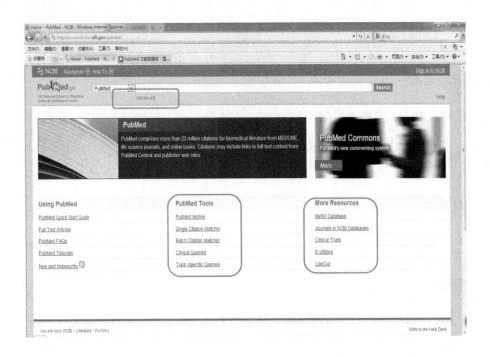

图 5-12　PubMed 主要检索途径

主题检索：在 PubMed 主页的检索框中键入英文单词或短语（大写或小写均可），PubMed 即使用其词汇自动转换功能进行检索，并将检索结果直接显示在主页下方。例如：键入"bone marrow transplantation"后回车或点击"Search"，PubMed 开始检索并将检索结果显示出来。

作者检索：当所要查询的是著作者时，在检索框中键入著者姓氏全称和名字的首字母缩写，格式为"著者姓　空格　名字首字母缩写"，例如：Smith RJH，系统会自动到著者字段去检索，并显示检索结果。

刊名检索：在检索框中键入刊名全称或 MEDLINE 形式的简称、ISSN 号，例如：Journal of the National Medical Association，系统将在刊名字段检索，并显示检索结果。

日期或日期范围检索：可以在检索框中键入日期或日期范围，系统会按日期段检索，并将符合条件的记录予以显示。日期的录入格式为 YYYY/MM/DD，例如：2000/12/12。也可以直接录入年份和月份，如：2000 或 2000/12。

1. 进入 PubMed 首页

PubMed 外文版首页（http：//www. ncbi. nlm. nih. gov/pubmed）如图 5 - 13 所示。PubMed 汉化版首页（http：//pubmed. cn/）如图 5-14 所示。

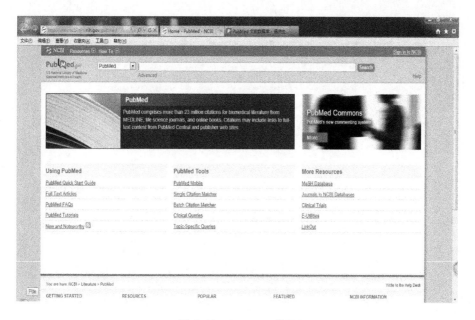

图 5-13　PubMed 首页

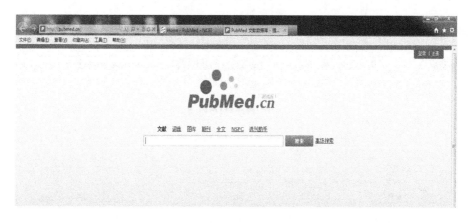

图 5-14　PubMed 汉化版首页

2. 简单检索

在检索框中输入检索词，英文首页点击"Search"，汉化版首页点击"搜索"，在 PubMed 数据库中进行检索。如在检索框中输入"bone marrow transplantation"，PubMed 检索结果如图 5-15 所示，PubMed 汉化版检索结果如图 5-16 所示。

3. 高级检索

高级检索即限定检索，可以限定标题、作者、期刊名称、出版日期等。如检索在 Na-

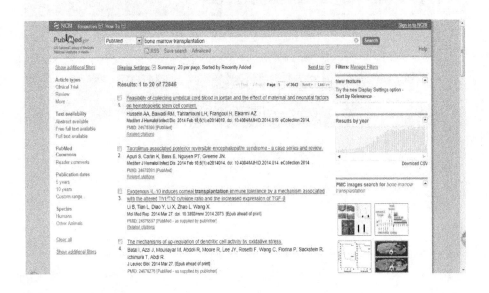

图 5-15　PubMed 简单检索

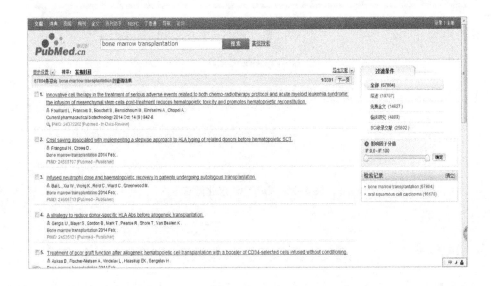

图 5-16　PubMed 汉化版简单检索

ture medicine 上发表的关于骨髓移植（bone marrow transplantation）的 1990 年至今的文献，则需要在高级检索中限定标题、期刊名称、出版时间等字段，如图 5-17 所示。

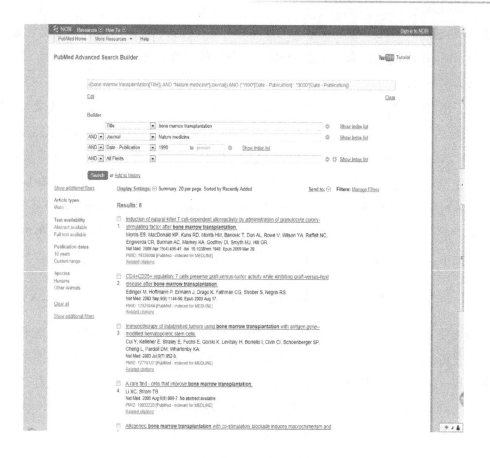

图 5-17　PubMed 高级检索

（高清林）

第五节　超星数字图书馆系统应用

一、超星数字图书馆的基本介绍

（一）数字图书馆的基本知识

数字图书馆（Digital Library）是一种全新的信息组织和管理方式，是运用数字技术将图书、视频、文献等资料进行处理并存储的图书馆，它的本质是一种多媒体制作的分布式的信息系统，具有易存储、方便检索、信息使用率高的优点，可以提供跨地、大规模、虚拟的信息资源的加工、存储、检索、传送与利用服务，其提供的信息产品可以是图书、文献、视频等。目前公众接受度较高的数字图书馆有超星数字图书馆、中国数字图书馆、上图数字图书馆、书生之家、方正 Apabi 等，其中超星数字图书馆是目前世界上最大的中文在线数字图书馆。

电子图书的存在形式可以按其产生方式分为扫描书、OCR 识别书、直接录入、格式转换四类。扫描书是运用电子扫描技术对纸质的书籍进行逐页扫描，生成电子图像。OCR（Optical Character Recognition，光学字符识别）识别书是指运用相关设备（如数码照相机或扫描仪等），通过对纸质载体上字符暗、亮模式的检测，确定字符的形状及轮廓，从而获取计算机能够识别的文字符号，形成电子图书。直接录入即直接将原书录入进计算机，形成电子书。格式转换指运用相关软件对现有的图书电子文档进行转换，获得统一格式的电子图书，方正 Apabi 电子图书属于此类，而超星及书生之家则大部分属前三类。

（二）超星数字图书馆的基本情况

超星数字图书馆成立于 1993 年，是中国国家图书馆与北京世纪超星信息技术发展有限责任公司合作并由后者研制的数字图书馆，是国家"863"计划中中国数字图书馆示范工程项目，曾获得"中国优秀文化网站"称号，其互联网上服务于 2000 年 1 月开通，网络地址为 www.chaoxing.com。网络版的超星数字图书馆的开通，标志着北京世纪超星的业务重点正式全面转向基于互联网络环境下的数字图书业务。

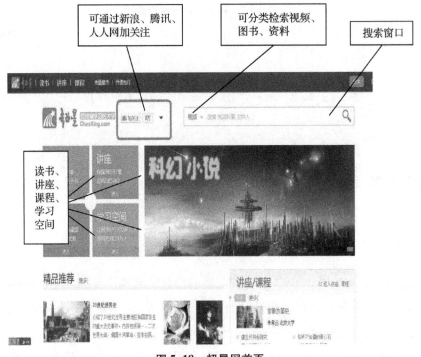

图 5-18　超星网首页

超星数字图书馆存储着丰富的电子图书资源，收录了 1977 年至今的 100 多万余种的数字图书，内容涵盖了哲学、宗教、社会科学、政治、法律、经济、文化、科学、教育、体育、语言、文学、艺术、历史、地理、自然科学、数学、医药、卫生、药学、社会与环境等 50 余类，有数百万册电子图书，500 万余篇论文，全文总量 10 亿余页，数据总量约 1000000GB，且每天在不断更新与增加。此外，使用者可通过新浪、腾讯、人人网的微博关注其实时动态，网站首页如图 5-18 所示。

二、超星数字图书馆的应用

（一）应用前的准备

1. SSReader 阅读器

（1）基本情况

目前，国内尚未达成关于电子书文件格式的统一标准，各数字图书馆的电子书格式多种多样，推出的阅读软件（阅读器）也各有不同。详见表 5-2。

表 5-2　常见的几种电子图书格式及阅读软件

开发主体	电子书格式	阅读器
Adobe 公司	PDF（便携文档格式）	Adobe Reader
超星	PDG	SSReader
清华同方	CAJ	CAJViewer
维普	VIP	VIPBrowser
书生之家	SEP、IFR、GD	书生之家阅读器
方正 Apabi	CEB	Apabi Reader

超星数字图书馆的资源采用 PDG 的格式进行存储，必须采用超星自主开发的阅读软件——SSReader 阅读器进行阅览，使用者可以通过其网站进行下载安装。超星公司提供了四种版本的阅读器：Windows 版、iPad 版、Android Pad 版、超星公开课 iPad 版，如图 5-19 所示，其最新的版本号及软件支持环境详见表 5-3。

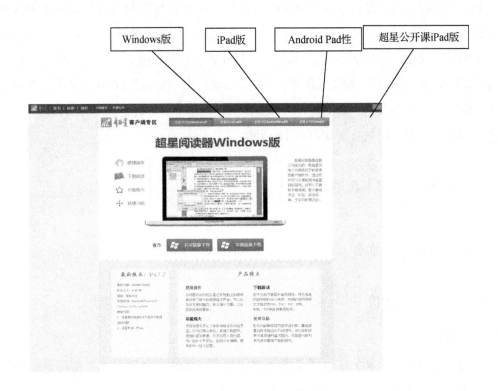

| Windows版 | iPad版 | Android Pad性 | 超星公开课iPad版 |

图 5-19 超星阅读器版本

表 5-3 阅读器各版本型号

版本名	版本号	支持环境
Windows 版	V4.1.2	Windows 8/Windows 7/Windows XP/Vista/2000
iPad 版	V2.5	IOS5.0 或更高版本，与 ipad 兼容
Android Pad 版	V1.6.2	Android2.2 或更高版本
超星公开课 iPad 版	V1.0	IOS3.2 或更高版本，与 ipad 兼容

注：表 5-3 提供的版本号截止时间为 2014 年 3 月。

（2）安装过程

对于四个版本的阅读器的安装过程就不一一赘述了，仅介绍比较基础的
Windows 版。

双击已经下载完成的超星阅读器，进入安装向导，如图 5-20 所示。

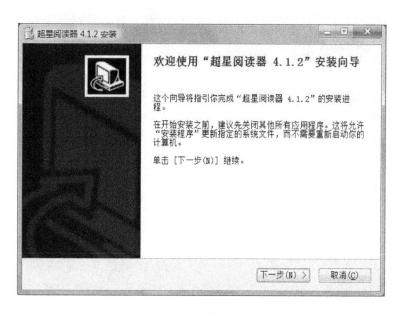

图 5-20 安装向导界面

点击"下一步"进入协议界面，如图 5-21 所示。

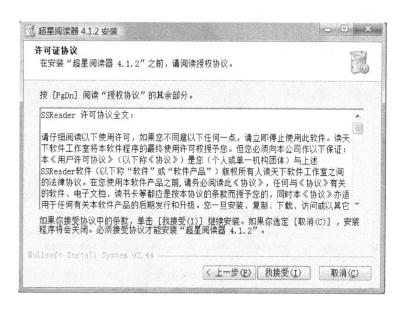

图 5-21 安装协议界面

阅读许可证协议，然后点击"下一步"，进入安装位置选择界面，详见图 5-22。

程序默认的位置是 C 盘 Program Files 下的"SSREADER"文件夹，一般情况下选择默认，点击"安装"进入安装界面，如图 5-23 所示。

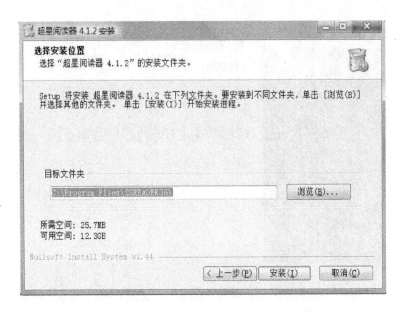

图 5-22　选择安装位置界面

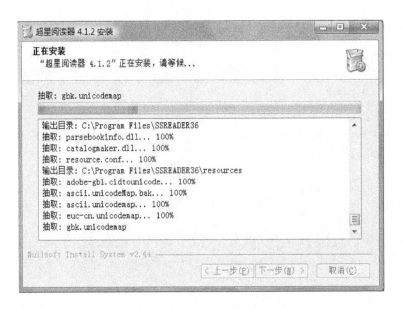

图 5-23　安装界面

电脑会显示成功安装，然后点击"完成"即可，如图 5-24 所示。

2. 注册超星用户

超星数字图书馆中的部分资料是收费的，以超星学术视频为例，分为"公开课"和"普通课"，"公开课"无须登录，观看及下载均免费，每一门"普通课"都分为"免费

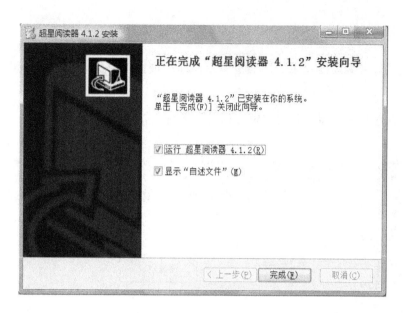

图 5-24 安装完成界面

试看"、"付费课程"两个部分。为了方便阅读及下载资料，用户必须先注册，如图 5-25 所示，填写"电子邮箱"、"登录密码"等信息，点击"注册"，根据相应的指示步骤即可完成注册。

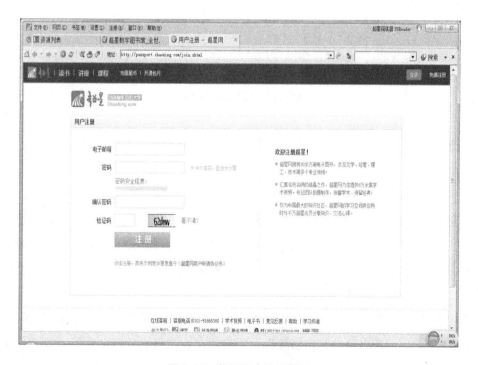

图 5-25 超星用户注册界面

（二）图书阅读与下载

在完成了安装阅读器及用户注册登录后，即可进行图书阅读及下载，可通过三种途径完成。

①通过在超星阅读器左侧的"资源列表"进行，如图5-26所示。

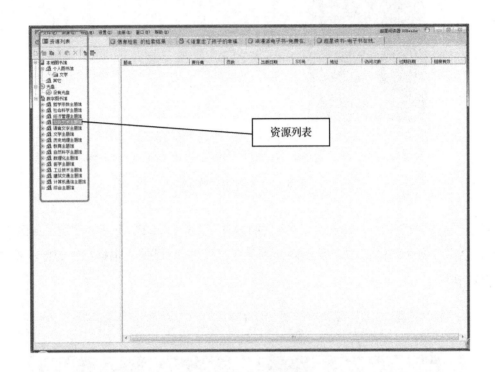

图5-26 超星阅读器界面

②通过登录超星主页后，在图书的"全部分类"中查找，如图5-27所示。

③登录超星数字图书馆首页后，通过"搜索栏"进行检索，如图5-28所示。

在运用上述方法检索成功后，可在列表中打开电子书，进入阅读页面，使用者可通过页面左侧的"章节目录"来选择阅读内容，在页面的顶部依次是菜单栏、标签栏以及工具栏，工具栏是由多个快捷按键组成的，包括：首页、前进、后退、显示/隐藏章节目录、图书标注、添加书签、上页、下页、区域选择等按键，在页面的底部是状态栏，显示目录页码及缩放比例，详见图5-29。

当要下载电子书时，可点击菜单栏"图书"中的"下载"选项，即跳出下载界面，如图5-30所示，使用者可以根据需要设定文献的存放路径、目标名称以及其他显示的选项，点击"下载"即完成（需要注意的是有些资源是需付费的）。

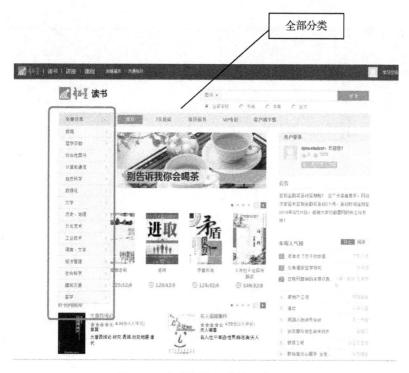

图 5-27　超星数字图书馆图书分类

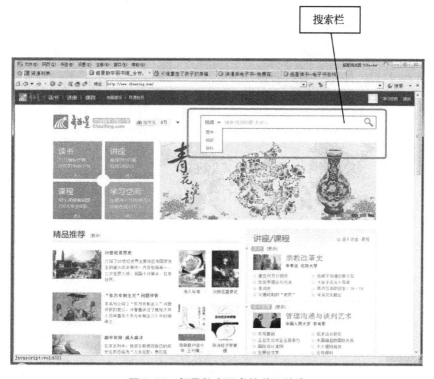

图 5-28　超星数字图书馆首页搜索

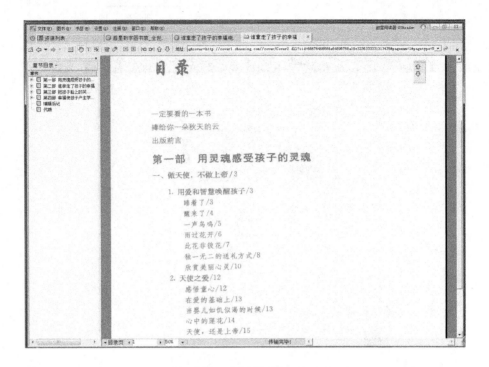

图 5-29　阅读界面

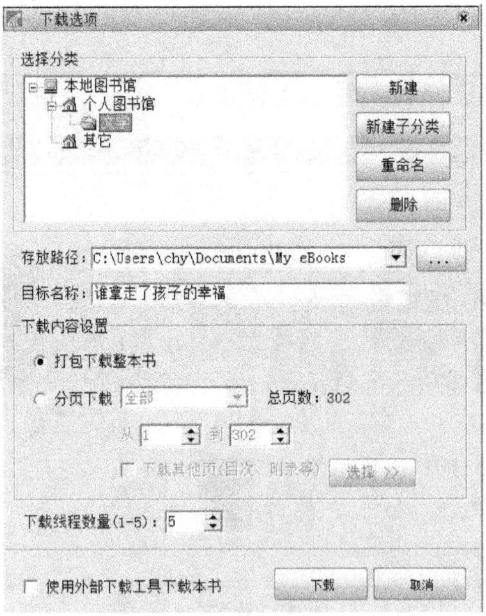

图 5-30　下载界面

（陈皇宇）

第六节　护理科研项目查新技术

现代高素质的护理人才应当具有较高水平的护理科研能力，护理科研项目的查新技术是每一个护理科研人员应当具备的基本能力。护理科研项目查新是一门囊括了护理学、信息检索学的交叉学科，专业的查新员不仅要掌握相关的护理知识，还要求具有较高的信息学、计算机检索水平，需接受过国家正规的培训，取得查新资格。现实情况下，护理专业的学生由于条件所限，往往不可能都经过正规的培训，因此，该章节编写的主要目的在于向学生介绍科技查新的基础知识，使其掌握查新基本过程，数据库检索的步骤及策略，了解查新报告的基本组成。

一、科技查新基础知识

（一）查新的基本概念

查新全称科技查新，指具有查新业务资质的信息咨询机构根据查新委托人提供的科技项目内容，运用相关信息检索技术，查证其新颖性并做出结论的一系列过程，查新业务一般由 3 个主要因素构成，即查新规范、人员素质和信息资源。

提出查新需求的一方称为查新委托人，它可以是自然人、法人或其他组织，查新委托人提出的科技项目称为查新项目，提出查新需求的书面文书称为查新委托书，一份合格的查新委托书至少包括以下几个部分：查新项目名称、查新目的、学科分类、立项级别、奖励类级、委托人基本信息（包括：委托人姓名、单位、地址、联系人、职务、专业技术职务、联系方式等）、项目主要内容及查新要求、检索词、参考文献等。

查新人员是指参与查新的人员，它包括查新员、审核员与其他工作人员，查新员根据委托人的查新要求检索相关文献，最终形成查新报告。一般要求具有中级（含中级）以上专业技术职称和查新资格，两年以上查新工作经历以及一定的外语和计算机水平。审核员负责审核查新员出具的查新报告是否合乎规范，并提出审核意见，除具有本科（含）以上学历、高级专业技术职称、三年以上查新工作经历外，还需具有较高的外语和计算机水平。

查新机构是指经国家相关机构认证具有查新业务资质的信息咨询机构，根据 2000 年国家科技部发布的《科技查新机构管理办法》规定，查新机构需具备以下几个条件：①具有企业法人或事业法人资格；②具有 15 年以上与查新专业范围相关的国内外文献资源和数据库；③具备国际联机检索系统；④有 3 名以上（含 3 名）取得科技查新资格的专职人员，其中具有高级专业技术职称的不少于 1 名；⑤有健全的内部规章制度。一般而言，大的高校及省市的科技信息研究部门都下设相应的科技查新机构，如：中国科学院文献情报中心、中国国防科技信息中心、上海科学技术情报研究所、上海交通大学图书馆查新站等。

新颖性是指在查新委托日以前查新项目的科学技术内容部分或者全部没有在国内外出版物上公开发表过，新颖性是整个查新过程中需要把握的重中之重，查新员文献检索、撰写报告均需围绕项目新颖性展开。

（二）查新的分类

查新的分类多种多样，依据查新委托人申请项目的目的（用途）不同，可分为：科研立项查新，科技成果鉴定、奖励、转化查新，新药报批查新和专利申请查新四大类。按照涉及的学科，又可分为生物科学查新，预防医学、卫生学查新，基础医学查新，护理学查新，生物医学查新等。

（三）查新的作用及程序

1. 查新的作用与用途

科技查新的作用多种多样，有广义作用，也有狭义作用。狭义上可以为科研立项、科技成果鉴定、评审及转化，新药研发与报批，专利申请等提供客观依据。广义上查新可作用于科研及技术开发、研究、市场转化的各个环节，为工作人员筛选出有价值的信息内容，为新技术的市场转化提供现实参考。护理科研项目的查新属于医药卫生科技查新，其作用主要有以下几个方面：①为护理科研立项提供依据；②为护理科技成果的鉴定、评审及转化提供依据；③为护理科研专利的申请提供依据；④为护理科研及护理教学人员提供相关医药卫生信息。

2. 查新业务的程序

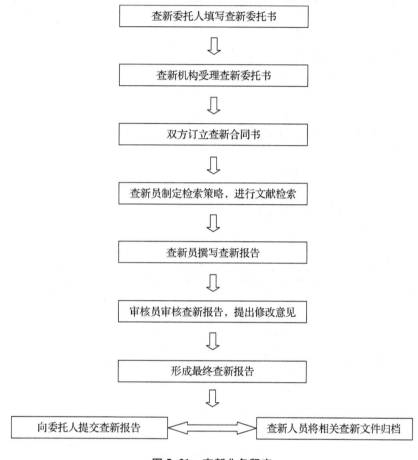

图 5-31 查新业务程序

二、科研项目检索的基本方法

信息检索（Information Retrieval）是指运用相关检索技术从信息资源集合中查找并获取相关信息的过程和活动。科研项目的检索应该遵循以下几个步骤，见图5-32。

三、常用数据库与其检索方法

数据库（Database）简单来说就是电子化的文件柜，是依照某种数据模型组织并存放的数据集合，其分类的方式多种多样，按照数据库中信息的存在方式可分为全文数据库、

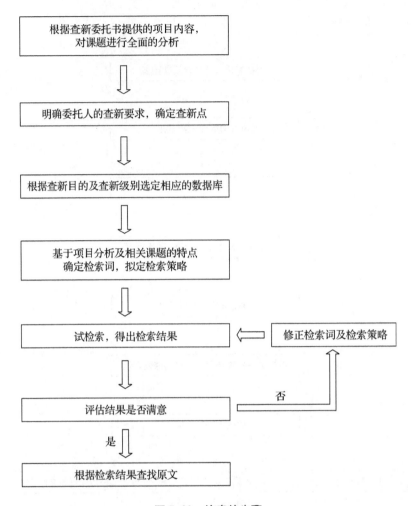

图 5-32 检索的步骤

引文数据库、文摘型数据库等，根据存储的语言不同可分为中文数据库、外文数据库等。

医药卫生科技查新常用的数据库有 MEDLINE 数据库、生命科学数据库（BIOSIS Previews）、科学引文数据库（Web of Science）、美国科学引文索引（Science Citation Index）、荷兰医学文摘数据库（EMBASE）、中国生物医学文献数据库（CBMdisc）、中文生物医学期刊数据库（CMCC）、中国医学学术会议论文数据库（CMAC）、中国期刊全文数据库（CJFD）、中国专利数据库（CNPAT）等。在进行检索时应根据项目的具体情况及数据库的检索方式进行选择。

（一）MEDLINE 数据库

MEDLINE 数据库是美国国立医学图书馆（The National Library of Medicine）1983 年推

出的目前世界公认的最权威的生物医学文献数据库，包括美国医学索引（Index Medicines）、牙科索引（Index to Dental Literature）、国际护理索引（International Nursing Index）几个部分，涉及基础医学、临床医学、环境医学、卫生管理、社会医学、药学等科学领域，收录了 1966 年以来世界 70 多个国家 40 多个语种的 4500 余种期刊的题录与文摘，其中 75% 的文献为英文文献，70%～80% 的文献含有文摘。一般数据每月更新一次，收录的文献与原文发表的时间差为 2～3 个月。其登录界面如图 5-33 所示。

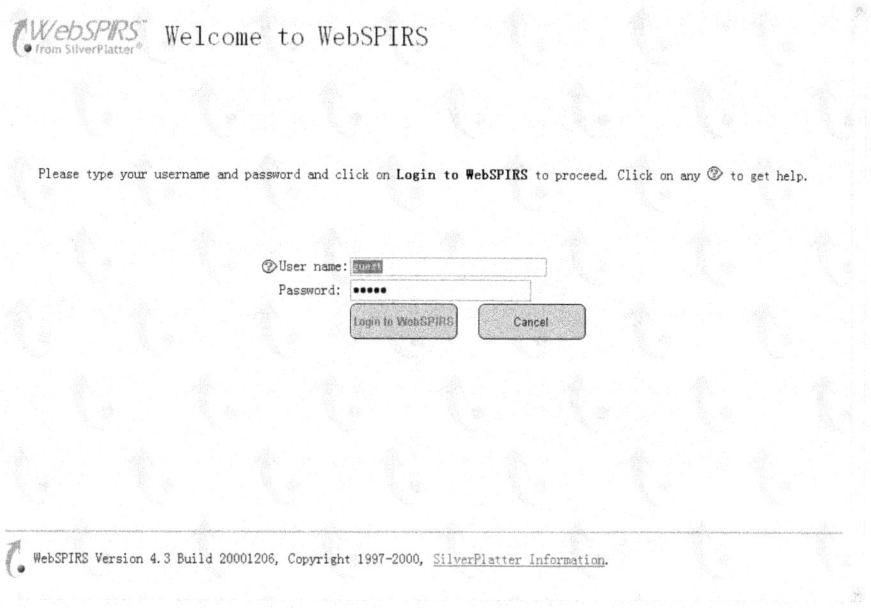

图 5-33 Medline 数据库界面

Medline 数据库常用的检索字段共有 26 个，常用的有 TI（题名）、AU（作者）、AD（作者地址）、SO（文献出处）、PY（出版年限）、LA（文献语种）、AB（文摘）、UD（数据库更新代码）等。

Medline 数据库的逻辑运算符有 5 个：AND（逻辑和）、OR（逻辑或）、NOT（逻辑非）、NEAR（相邻检索）、WITH（同字段检索），这 5 个运算符之间的优先级是：（ ）＞ NOT ＞ AND、NEAR、WITH ＞ OR。

例如：

A AND B 检索出的文献既含有 A 又含有 B。

A OR B 检索出的文献包含 A 或者包含 B 或同时包含二者。

A NOT B 检索出的文献包含 A 但又不包含 B。

A NEAR B　只检索出 A、B 在一句中同时出现的文献。

A WITH B　检索出 A、B 在同一字段中的文献。

Medline 数据库中文献的出版年限的范围运算符有："＝"、"＞"、"≥"、"≤"。

例如：

PY＝2010　检索 2010 年发表的文献。

PY＞2010　检索 2010 年后发表的文献（不包含 2010 年）。

PY≥2010　检索 2010 年及 2010 年以后发表的文献。

PY≤2010　检索 2010 年以前发表的文献（包含 2010 年）。

Medline 数据库的字符限制符有 "in"，即将检索结果指定在某个字段内。在检索时如果对某个英文字母不确定或是单词有两种拼写时可用通配符 "?" 代替。

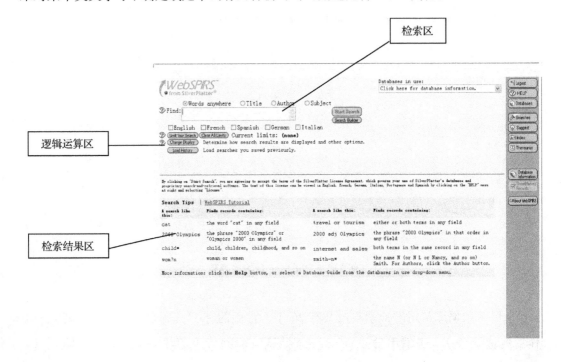

图 5-34　Medline 数据库搜索界面

Medline 数据库的检索途径有自由词检索、主题词检索、索引词表浏览检索、主题词与自由词结合检索、指定字段检索、横向检索，在日常的检索过程中，应根据项目实际内容及特点选取适合的检索途径。这里仅介绍比较常用的两个途径。

1. 自由词检索（Search For）

自由词检索指以某个特定的词为目标，只要是包含该词的文献不管是否与项目内容相关均会被检出，其优点是简单、直接，易于被初学者掌握，缺点是查准率低，检索的结果常常会出现与项目无关的文献，且会因为名称拼写差异等原因产生漏检。

2. 主题词检索（Thesaurus）

主题词检索指运用主题词表（MeSH）中收录的主题词进行检索的方法。

主题词表即医学主题词表（Medical Subject Headings，简称 MeSH），它是由美国国立医学图书馆编制的一部可扩充的规范化的动态性叙词表，它可根据医学的发展进行人为扩充，目前为止收录了 18000 多个医学主题词。

运用主题词进行检索的优点：

①规范性强，对于一词多义、缩写、单复数以及英文拼写的表达均能检出，较易查全。如：桥本病又称桥本甲状腺炎、桥本氏甲状腺炎、慢性淋巴细胞性甲状腺炎、自身免疫性甲状腺炎，它的英文缩写为 CTL，全称是 Chronic Lymphocytic Thyroiditis，若是用自由词"桥本病"进行检索则只能检出含有"桥本病"字段的文献，用其他方式表达的文献则有可能漏检。

②指向性强，文献中标注的主题词一般是论述的重点，其在文献中一般占有较大的篇幅，利用主题词检索可以滤去含有检索字段的无关文献，提高查准率。如：用自由词检索肋骨骨折方面文献时，对于含有"肋骨骨折"字段，论述的内容却是其他的文献则无法排除。

③方便性强，运用主题词进行检索时，数据库会自动显现其下属的副主题词，方便使用者检索。

运用主题词检索时主题词的获取途径：

①当检索者确知主题词时可直接输入；

②在预检文献的记录中选取主题词；

③通过 Thesaurus 词汇表或树状结构表选取（如图 5-35 所示）；

④在 Index 中选取（如图 5-35 所示）。

（二）中国生物医学文献数据库（CBMdisc）

中国生物医学文献数据库（CBMdisc）是由中国医学科学院信息研究所开发研制的综合性的医学文摘数据库，以《医学主题词表》及《中医药学主题词表》进行主题标引（检索时可输入中文或者英文主题词），以《中国图书资料分类法》（第 4 版）进行分类标引，涉及基础医学、临床医学、护理学、中医中药学等学科领域。它收录了 1978 年以来 1600 余种中国生物医学期刊文献、会议论文及汇编的文献题录 530 万余篇，全部题录

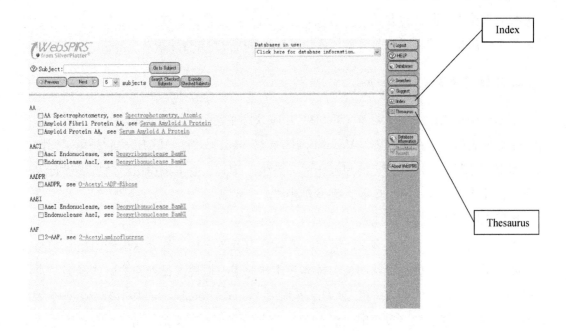

图 5-35 Medline 数据库主题词检索界面

均进行主题标引和分类标引等规范化加工处理，年增题录 40 万余篇，数据每月更新，目前数据库能够提供 1989 年以后的文献全文链接，使用者可通过该链接登录维普全文数据库查看原文。其登录界面如图 5-36 所示。

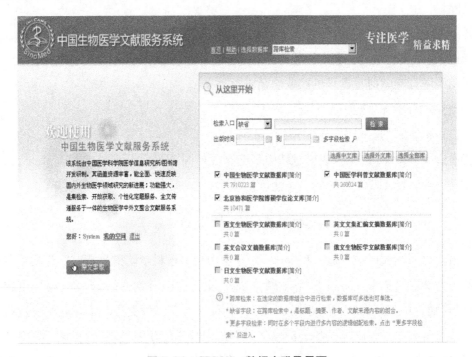

图 5-36 CBMdisc 数据库登录界面

中国生物医学文献数据库有 30 多个检索字段，常用的有中文题名（TI）、英文题名（TT）、作者（AU）、作者地址（AD）、文摘（AB）、主题词（MH）、关键词（TW）、特征词（CT）、语种（LA）、出处（SO）、国内期刊代码（CN）、ISSN（IS）等。

中国生物医学文献数据库的逻辑运算符有：AND（逻辑和）、OR（逻辑或）、NOT（逻辑非），优先级是（）> NOT > AND > OR，若两检索词之间无运算符相连，仅有空格，则默认为"AND"，例如："肝炎　肝癌"则等同于"肝炎 AND 肝癌"，检出的文献中既有"肝炎"字段，又有"肝癌"字段。

中国生物医学文献数据库范围运算符有"＝"、"＞"、"＜"、"≥"、"≤"、"—"，使用方法与 Medline 数据库一致，其中"—"表示范围跨度，如：PY＝2004—2010，表示文献的发表时间在 2004 年至 2010 年之间（含 2004 年、2010 年）。

中国生物医学文献数据库的字符限制符为"in"，使用方法与 Medline 数据库一致。通配符为"?"、"%"，前者代表任一中文字符或半角符号，后者可代表一个或多个字符，如检索式"AU＝陈?"代表检索出的文献作者姓名只有两个字，可以是陈一、陈二，不会检出陈一一这样三字的作者名。检索式"TW＝乳腺%"，则代表检出文献的关键词是"乳腺"打头的词，后面的字数不限，可以是"乳腺癌"，可以是"乳腺增生"，也可以是"乳腺纤维腺病"等。

中国生物医学文献数据库提供了基本检索、主题检索、分类检索、期刊检索、作者检索 5 种检索途径（如图 5-37 所示），使用者可根据对科研项目内容的把握程度及科研

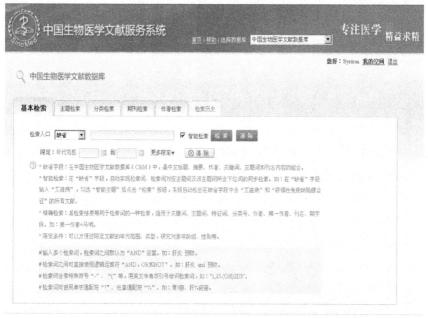

图 5-37　CBMdisc 数据库检索界面

项目的实际特点自行选择检索途径，下面介绍较为常用的途径——主题词检索。

中国生物医学文献数据库的主题词表是由美国国立医学图书馆编制的《医学主题词表》与中国中医研究院出版的《中医药学主题词表》构成。CBMdisc 数据库不仅能识别中英文主题词，还可运用同义词进行检索。使用者在输入主题词查找后，搜索界面上会显示该主题词下的全部副主题词，可根据需要选择加权检索、扩展或不扩展检索（例如：在主题词"护理"下有"CL 分类"、"ES 伦理学"、"MA 人力"、"MT 方法"、"OG 组织与管理"、"PX 心理学"等副主题词），点击"主题检索"而后查看检索结果，选取与科研项目相关的题录文摘，点击"套录"，完成整个主题词检索。在实际应用中往往需要将多个主题词的检索结果进行逻辑运算，方能获得比较完整、准确的结果。

（陈皇宇）

第六章 护理教育信息技术应用

第一节 护理继续教育信息技术应用

一、护理继续教育概述

时代在进步，科技在不断发展，高新技术如雨后春笋般涌现，在我们的护理教育中也有大量的应用，并受益匪浅。本章节要阐述的就是在护理继续教育中信息技术的应用知识，我们可以利用继续教育来拓展已经上岗的护理人员的知识面和提高其技能。

就继续教育本身而言，继续教育是指已经脱离全日制的正规教育，已获有劳动手册并参加工作和负有成人责任的人所接受的各种各样的进修型的教育。这是一种对专业技术人员进行知识更新、补充、拓展和能力提高的高层次的追加教育。

继续教育是种形式特殊的教育，它主要是对技术专业人员的技能和知识进行更新、拓展、补充和提高，完善其知识结构、提高其专业技术水平和创造力。知识经济时代的继续教育又是人力资源开发的主要途径和基本手段，着重点在于开发人才的潜在能力、提高团队整体素质，是技术队伍建设的重要内容。

目前，多数医院的护理技术人员的继续教育是在在校学习结束后，在相关的护理工作岗位上开展的各种护理类专业的追加教育，其方式包括业余补课、学历深造、知识竞赛、岗前培训、公费进修、岗位培训、毕业后教育，等等。其基本模式为脱产或半脱产进修学习、参加学术讲座及专题学习班等。

二、护理继续教育中存在的问题

眼下护士的专业技术的继续教育，常存在以下问题：

（1）时间限制

护士工作因为其职业本身的特点，白班、夜班日夜交替，还有当班和值班的区别，所以，每个医疗单位要开展统一的继续教育，在时间上是不可能统一和集中得起来的。正是因为这种轮休制度，社会上的护理进修或者类似护师的培训就相对开展得少，这正说明了护士的有效的学习时间在很大程度上是受到职业的限制的。

（2）长时期脱产学习的艰难

从事护理工作的护士如果需要一边学习一边工作显然压力过大，效果也一定不会理想。但现实中又不可能长时间地回校"回炉"或者进行集中培训，只能在工作中或工作之余加强学习。即使能参加一次或几次短期的脱产培训，也不可能快速接受爆炸般的信息量和完成知识更新。

（3）家庭环境影响

许多结婚成家的护士，由于各种干扰，如繁忙的家务、怀孕照顾孩子、夜班白班等，以致不能长时间离家脱产学习。

（4）经费的问题

经费困难是在职护士接受继续教育很主要的障碍。目前参加任何一种培训都要付出一定的经费，这笔经费的出处往往是单位领导或学习者个人最棘手的问题。由于经费问题而导致的学习受阻，在当今市场经济的新形势下将会愈加突出。

（5）领导管理的问题

领导不重视继续教育工作，医院一般没有激励护士参加继续教育的机制。如实际护理工作中无学历高低之分，也不能严格按职称上岗。使护士感觉学不学都一样，这就影响了护士报名参加继续教育的积极性。

我们现在已经感觉到，传统的教育方式在空间、时间、资源等诸多因素上的限制，以及其存在覆盖面小、费用高、资源不足、教学质量不稳定等缺陷，远远不能满足日益发展着的继续教育的需要。

三、局域网在护理继续教育中的优势

现代信息技术的快速发展使护士们能利用局域网进行继续教育，可以弥补传统教育模式的不足，满足护士随时学习的要求，是一种新的继续教育趋势，其优势如下。

（1）利用局域网能随时随地进行学习，这可以解决传统模式对在职护士继续教育时间难统一难集中的问题

因传统的继续教育模式无法使得各个班次的在职护士和每天都有轮休的护士都能有机会受到教育，而利用网络的优势可使在职护士利用上晚夜班时的空闲时间打开医院局域网进行上网学习，这只是一个储存和回放的功能而已。

（2）杜绝护理差错事故的发生

眼下大多数综合医院分科较细、较多。护士们工作多年后，对曾经学过的不经常使用的护理技术操作会有些淡忘，如心血管内科护士独自上晚夜班时遇到不经常使用的锁骨下静脉穿刺、深静脉置管等操作，此刻身边不一定正好有相关的教材，如果此时能上电脑和局域网快速查看相关内容，快速复习，按提供的程序执行，不仅能赢得时间规范操作，而且能避免因操作规程模糊而导致的医疗护理纠纷及差错事故的发生。

（3）有利于护理技术操作的规范和统一

利用多媒体计算机的优势，能把护理操作中易混淆的部分或操作中应注意的部分演示出来供护士观看，便于统一和规范该操作。

（4）解决了护理技术操作中疑点、难点的求证问题

对护理技术操作中有争议、不清楚的地方，护理部可利用医院局域网展示给各个临床科室进行讨论，便于医院内各专业科室对护理技术难点、疑点进行交流。并可针对某一知识点、某一学术疑点或某一专科的护理特点，分阶段、有计划地让全院护士们吸取多方面的相关知识，从而构建起比较系统、比较完善的护理知识体系，这样对护理实践活动将起着重要的指导意义。

（5）有利于护士们新观念、新理论、新技术的建立

知识更新速度的加快已使得继续教育经常化和制度化势在必行，科学技术的发展及在信息领域的应用，日益改变着工作方式和服务方式，使得护士们必须根据时代和技术的要求，不断更新知识，以适应新技术条件下工作的需要，开拓新的服务项目，开辟新的服务领域，满足患者不断变化的信息需求。护理管理者可利用局域网的优势，把新理论、新观念、新技术快速传播给全院每一位护士，使其尽快更新知识，适应社会需要。

（6）可依据个人所需，上网学习，补短板

由于各个医院护士们的层次参差不齐，年轻护士们刚从学校走向工作岗位，学习的理论知识比较新，欠缺的是临床经验和技能的培训。中年护士们具有一定的临床经验，在医院起着承上启下举足轻重的作用，但由于历史原因，她们中的一些人理论知识和业务水平还不尽如人意，多数人面临部分知识老化的问题。年龄较大的护士们临床经验丰

富，但学历结构较低，知识老化更显突出。

护理管理者可根据本院的具体情况，按照补其所需，增其所缺的原则，制定出相应的护理继续教育计划，开发相应的护理学习软件，利用医院的局域网对在职护士们进行护理继续教育，使护理继续教育取得实效。另外，把所开发的护士们不熟悉的护理技术操作软件转成以交互式单机独立运行的可执行文件（EXE），刻录入光盘，便于护士们业余时间带回家中进行单机学习。

（7）有利于带教护生的实习

实习护生在刚到某一专科时，可利用局域网进行本专科的护理技术操作学习，以便实习护生尽快进入实习角色。

现代信息技术给各行各业带来了许多方便，也给我们护理行业带来了生机。护理管理者可利用医院局域网使每位护士无须进入教室或脱离工作岗位就能接受继续护理学教育的学习，并可使护士们按其所需，补其所缺地选择适合自己需要的学习内容，使新护理学信息和护理新模式快速为全院护士所掌握。通过局域网对在职护士们进行继续教育可以弥补传统继续教育模式的不足，既满足了护士们随时可学习的要求，又解决了护士们继续教育时间难统一的问题，使护士们尽快掌握日新月异的新理论、新观念，新技术，为学生实习、护士们复习带来便利。教学资源利用充分，可以被无限重复利用，减少传递学习经验的费用。局域网进行继续教育可满足学习者的个性化要求，内容更新快，学员可通过虚拟社区充分交流，缩短学习周期。

综上所述，利用医院局域网对在职护士们进行继续教育有着广阔的发展前景。继续教育与现代信息技术相结合，既是一种事业发展的趋势，也是一种时代进步的必然。

四、让多媒体技术发挥教学中的优势

现在我们来谈谈多媒体技术在教学中的优势。

多媒体技术是以计算机为中心，把语音处理技术、图像处理技术、视听技术集成在一起，利用计算机对语音信号、图像信号进行储存、加工、控制、编辑、变换。它不同于几种媒体（如幻灯、投影、录像等）的简单组合，它具有许多其他媒体不具备或不完全具备的特性与功能。有专家指出：多媒体技术将会改变教学模式、教学内容、教学手段、教学方法，最终导致整个教育思想、教育理论甚至教育体制的根本变革。

（1）多媒体技术更能形象地呈现课堂无法表达的重点与难点内容

多媒体具有图、文、声、像并茂的特点，可帮助学生建立全面的、多感知的、形象化和多维的知识体系。如在对重型肝炎患者进行人工肝血浆置换治疗术护理的教学中，各种管道的作用，仪器的操作方法是重点及难点内容，现场演示并不能让全部学生掌握，同时这样会增加患者感染的概率，非现场的口头讲述又过于抽象化，因此，我们将整个操作过程录像并导入计算机，分别讲解各种管道的作用，重点演示仪器的操作方法，使课堂上难以表达的重点内容真实、直观地再现出来。

（2）多媒体技术能通过多感官刺激提高学习效率

多媒体技术集文字、图像、音频、视频于一身，形成了一种文、图、声、像并茂、人机交互的教学方式，以往单一的文字教材转变为内容丰富、形式新颖的多媒体课件，增加了学习的趣味性，有效地激发了学生的学习兴趣，调动了学生的学习积极性。心理学研究表明，人对感兴趣的事物心神向往，注意力集中，头脑清醒，记忆力呈现最佳状态。课堂应用多媒体技术后，板书、幻灯、投影等操作相对减少，节省了课堂授课时间，在有限时间里，可扩大教学信息量。例如，在肝硬化上消化道大出血护理教学中，我们对三腔二囊管的胃囊、食管囊、胃管的区别及作用增加了在临床应用的图片演示，通过对视觉通路的刺激加强学生的记忆。

（3）多媒体技术的软件便于使用、携带与保存

在多媒体计算机上编辑的教学文件，可打包储存在软盘、可移动硬盘或 MP3 中，在任何支持 Windows 的计算机上都可使用，这也为远程教学提供了方便；并可根据需要增加新内容，修改方便，减少了投资。同时，利用扫描仪和 Photoshop 等图像处理软件处理教学文件再导入 PowerPoint 中，既能保证教学效果，又能为难以搜集的教学资料提供可靠的保存空间，节省开支。

（4）多媒体计算机的课堂应用，促进了教师的学习

应用多媒体技术对每位授课教师提出了新的要求，教师首先要会使用计算机，还应掌握现代教育理论，运用教学设计原理收集、组织、编辑教学内容。授课教师通过学习制作多媒体课件获得计算机知识和网络知识，参加各类电脑培训班，更新了本身的知识结构，提高了计算机应用水平。

五、充分利用网络上的护理资源

只要能上网的地方就能检索各类医学文献数据库的系统。我们可以通过利用医院局域网建立专科学习网站，由专人及时在网络上收集专科护理的新理论新技术，转登在专科学习网站上，学生只要简单点击护理学习网页就可得到想要了解的内容。同时，可通过该网站的 BBS 就关心的话题展开讨论，发表学习心得及看法。另外在护理学习网页上列举出常用的国内外护理网站的 IP 地址，方便检索，及时了解国内外护理的新进展。加

强护理网站建设，将现代信息技术广泛应用于临床护理教学的具体实践中，对提高护理教学质量有着重要的意义，这也是教学医院和护理技术的继续教育的发展方向。

传统的教学以教师为中心，以教材为中心，以课堂为中心，强调教师的教学；而信息技术环境下的教学则突破了时空的限制，以学生自身的学习为主，以学生已有的知识经验为基础，以学生的活动为中心。信息技术下的教学充分利用了声、像、动画、文字等各种信息载体，调动学生的感觉和知觉器官，挖掘非智力因素对学习的正效应。主张学习不是被动接受信息刺激的过程，而是主动构建知识意义的过程，学习需要学习者根据自己的知识背景对外界信息进行主动选择、加工和处理，教学过程更加关注学习动机的激发与维持，为学生创造有利于知识意义的情景与气氛，为学生提供自主学习的工具支持，整个学习呈现出自主性、交互性、个体性的特征。由此可见，信息技术与课程整合是改变传统教学结构，实施创新人才培养的一条有效途径，也是目前国际上基础教育改革的趋势与潮流。

因此，将现代信息技术应用于专科护理教学中是切实可行的，也是目前专科护理教学发展的必然趋势。

（周辉）

第二节　护理远程教学网络技术应用

随着计算机技术的迅猛发展，计算机已深入到各个领域，面对 21 世纪高等教育的挑战，传统的护理教学方式已经不能适应时代的要求。以网络化、数字化、多媒体化和智能化为代表的现代信息技术，已经影响护理教学的内容与方法。

一、护理远程教学网络管理系统的建立与应用

近年来，随着科技的飞速发展，继续护理学教育正朝着网络技术和多媒体技术的方向发展。由于护士们参加继续护理学教育的项目繁多，内容也不尽相同，且传统的手工管理模式很难确保所有的信息能够及时、准确、全面地传递到管理人员、各个科室及个人；同时，由于护士们职业的特殊性及时间、空间上的限制，很难按照个体需求有选择地接受教育，从而影响了继续护理学教育的有效实施。鉴于此，可以利用一套继续护理学教育网络管理信息系统，实现护士们学分档案的网络化管理，以及局域网教学内容的

资源共享，现介绍如下。

1. 系统运行环境

网络环境系统采用分布式客户/服务器（C/S）结构模式。主干网络采用千兆位第三层交换式以太网技术。

2. 软件运行环境

系统采用 Windows server 2003 系统软件，运行于 Oracle 9i 大型数据库平台，应用站点采用第四代面向对象编程语言 PowerBuilder 视窗界面，已建立数据保护机制。

3. 系统的制作

继续护理学教育管理信息系统设三大功能模块：

（1）护士们基本信息维护

主要内容包括编码、姓名、性别、职称、学历等，并可根据具体情况进行修改、补充、删除等。

（2）继续护理学教育学分档案管理信息系统

学分档案管理信息系统分为编辑及查询两部分。前者又包括摘要及按档案规定的内容设置的护士们信息、Ⅰ类学分、Ⅱ类学分等；后者包括年度完成情况查询、论文查询及Ⅰ类学分查询等。

（3）继续护理学教育教学管理信息系统

教学管理信息系统分为录入和查询模块，其中前者包括培训时间、内容、主讲人、参加人员等，而后者可依此进行查询。

建立数据库统一信息编码标准，在网络服务器端以基于 Windows 2003 的 Oracle 9i 为平台建立数据库，主要包括：

①护士们基本信息数据库；

②继续护理学教育学分档案信息数据库；

③继续护理学教育教学管理信息数据库。

4. 系统的应用方法

（1）护士们资料输入

输入护士们的编码或姓名，各类护士们信息经由功能模块设计自动生成表1，即档案中所涉及的护士们的信息。

（2）学分登记、录入

①所有在职护士们均按照档案规定的项目类别登记学分。分为Ⅰ类学分和Ⅱ类学分，Ⅰ类学分包括项目等级、项目类别、项目编号及所获学分，Ⅱ类学分包括自学笔记、进修学习、公开发表论文、科研立项、单位组织的学术报告及大查房。

②登记学分时，在输入某项内容后，可以在下拉菜单中选择任何科室，再采用级联菜单选择该科室的任何人员，这样可以快速输入具有相同学分内容的不同护士们的学分。

③将Ⅰ类、Ⅱ类学分汇总后填表，即任期各年度获得学分数包括年度获得学分（Ⅰ类、Ⅱ类、合计）及完成情况，其中年度完成情况分别以"完成"或"未完成"注明。可汇总任期5年内的继续教育完成情况，满5年更换1次，专业技术职务发生变更随之转换。

（3）学分查询、浏览

①按年度查询。在输入某年度后，可以查询某年度全院各类项目所有具体内容，如全年所有公开发表论文的题目、刊物名称与级别、所获学分等。

②按科室人员查询。在选定某位护士姓名或编码后，可以查询该学员全年所有继续教育的项目类别及所获学分。

（4）学分统计、分析

①按科室统计。在选定某科室后，可以统计出该科室所有护士在某年度内继续教育完成情况，包括Ⅰ类学分、Ⅱ类学分及总学分。

②按人员统计。先选定某科室的某位护士，再选择需要统计的年份，可以列出个人详细资料并统计出该年度中各项目的学分及Ⅰ类、Ⅱ类学分与总学分。

③按年度统计。选定某年度后，可统计出某年度内所有护士中"完成"与"未完成"学分的人员名单。

④经计算机统计汇总后，可按照档案的格式，及时打印出该年度内每位护士的继续教育学分情况并存档保管。

继续护理学教育教学管理信息系统依托医院信息管理系统，在局域网环境下运行。护理部负责开展全院的继续护理学教育活动，包括拟订教学计划、课程设置、授课教师、护理查房、生成试卷以及继续护理学教育的最新动态等，通过计算机网络进行公告；同时将授课内容制作成网页形式供护士阅览，并对教学质量进行评估。从而实现继续护理学教育教学管理信息一体化。

这个系统的应用具有以下优点：

①改进了继续护理学教育学分档案管理模式。继续护理学教育学分档案是护士职业生涯中继续教育活动的原始记录。传统的管理方法烦琐、费时费力，且不易查找和进行统计。利用局域网技术，不但完全符合登录继续护理学教育学分档案的要求，而且操作

简便、功能齐全。其查询和统计功能强大，使护理管理者能够方便地了解全院各科室或个人完成继续护理学教育学分情况，为护士的再次注册、续聘和晋职提供了客观依据。同时也是提高护理队伍整体素质和优化护理服务质量的重要途径。特别是能够方便罗列各项继续护理学教育内容，如公开发表论文、参与科研课题等，使继续护理学教育的管理更具科学性，更加高效、便捷和规范。

②实现了继续护理学教育教学内容的资源共享。局域网传输护理教学内容，是为了满足护士继续教育的需求而采取的一种全新的教学模式，提供给护理工作者一个不需要与教师面对面的授课学习途径。护士可根据自己的工作时间和个体知识需求，灵活安排学习计划，克服了由于倒班而造成的学习困难，使在职护士均能够有机会参与院内统一组织的继续护理学教育，给护士提供了一个充实专业知识和提高专业技能的开放式教育网络，从而实现了网上教学资源的信息共享。

继续护理学教育是毕业后的规范化专业培训，以学习新理论、新知识、新技术为主的一种终生性护理教育。其内容覆盖整个护理学科，包括专业护理和护理管理及护理科研，并随着护士角色的日益多元化，护理服务范围与内涵不断拓宽，产生许多护理边缘学科并不断延伸。目前，继续护理学教育实行学分制管理。按活动性质分为Ⅰ类学分和Ⅱ类学分两类。护理技术人员每年参加经认可的继续护理学教育活动的最低学分为 25 分，其中Ⅰ类学分须达到 5～10 分。连续 5 年为一阶段，且在一个阶段中，必须具备一定的国家级继续教育项目学分。护理部为每位护士建立了继续护理学教育档案，并由专人负责。继续护理学教育网络管理信息系统的建立，有效地解决了继续护理学教育管理中遇到的各种问题。

二、基于 PACS（医学影像存档与通信系统）的护理远程教学网络系统的设计与实现

随着计算机网络技术、多媒体技术和通信技术的快速发展，人们的生活习惯和工作方式逐步改变，同时传统的医疗模式也受到了前所未有的挑战并得到了巨大的发展。远程医疗作为一项具有极大社会效益和经济效益的系统工程，正是现代高新技术在传统医疗领域的应用和创新，目前已成为一项在国际上得到广泛关注、跨学科的高新科技。通过远程医疗在医学专家和患者之间建立全新的联系，使患者在原地、原医院即可接受远程专家的会诊及在其指导下完成治疗与护理。一个远程医疗系统作为一个开放的分布式应用系统，包括远程诊断、专家会诊、信息检索和远程教学等几个主要部分。本节着重介绍基于 PACS 远程医疗会诊系统的护理远程教学的设计与实现。PACS 通过数据接口与

INTERNET 连接，就可以进行医学影像信息的远程传输，实现远程会诊功能。PACS 为远程会诊提供基础数据，远程会诊为 PACS 系统打开了一扇通向世界的窗户。

PACS 的概念提出于 20 世纪 80 年代初，建立 PACS 的想法主要是由两个主要因素引起的：一是数字化影像设备，如 CT 设备等的产生使得医学影像能够直接从检查设备中获取；另一个是计算机技术的发展，使得大容量数字信息的存储、通信和显示都能够实现。在 20 世纪 80 年代初期，欧洲、美国等发达国家基于大型计算机的医院管理信息系统已经基本完成了研究阶段而转向实施，研究工作在 20 世纪 80 年代中期就逐步转向为医疗服务的系统，如临床信息系统，PACS 等方面。在欧洲、日本和美国等地相继建立起研究 PACS 的实验室和实验系统。随着技术的发展，到 20 世纪 90 年代初期已经陆续建立起一些实用的 PACS。

在 20 世纪 80 年代中后期所研究的医学影像系统主要采用的是专用设备，整个系统的价格非常昂贵。到 20 世纪 90 年代中期，计算机图形工作站的产生和网络通信技术的发展，使得 PACS 的整体价格有所下降。进入 20 世纪 90 年代后期，微机性能的迅速提高，网络的高速发展，使得 PACS 可以建立在一个能被较多医院接受的水平上。

1. PACS 的定义

PACS（Picture Archiving and Communications System），即医学影像存档与通信系统，是近年来随着计算机技术、网络技术、半导体技术和多媒体技术的进步而迅速发展的，旨在全面解决医学图像的获取、显示、传送和管理的综合系统。PACS 主要是将医院内现有的影像诊断设备（CT、MRI、US、X 线、DSA、CR、DR、内镜等）通过计算机网络连为一体，实现资源的共享，在显著提高科室工作效率的同时，将医学影像带入全数字化、无胶片化管理的时代，为远程医学的发展奠定坚实的基础，在节省存储空间、胶片、显影剂的同时，实现高效化的管理。

2. PACS 的发展趋势

（1）应用范围不断扩大

目前的 PACS 已扩展到所有的医学图像领域，如心脏病学、病理学、眼科学、皮肤病学、核医学、超声学以及牙科学等。

（2）多媒体技术逐步引入

多媒体技术是 20 世纪 90 年代计算机发展的时代特征，也是计算机技术的又一次革命。所谓多媒体技术，指的是计算机交互式处理文本、图形、图像和声音等多种媒体信息的技术。近年来，多媒体技术在教育中的长足发展已经非常引人注目，但它在医疗卫生中的应用却刚刚起步。

（3）话音识别技术

随着话音识别技术的发展，近年来已有人推出了可直接将声音转化为文字的系统，并成功地用于放射科报告的书写。这一系统的使用说明医生通过 PACS 进行口述报告的时代已经为期不远了。

（4）最先进的存贮技术

在计算机中一页文字资料仅占几千字节（kB），而一张数字化的 X 线片将产生上百万字节（MB）的信息量，这就是所谓"兆字节问题"，也是 PACS 系统面临的诸多挑战之一。可以说，从 PACS 诞生的那天起，人们就致力于探索最经济、最可靠的图像存贮方式，而且始终得益于计算机存贮技术的发展。

（5）远程放射学中的 PACS

近年来，远程放射学一词越来越多地出现在放射学的文献中，因而引起了放射学专家和临床医生的广泛关注。远程放射学的出现使传统的会诊观念发生了根本的变化，即放射科专家可以在千里之外的放射医学影像中心、办公室甚至家中观看通过通信网络传来的影像资料，从而为一些小医院、边远地区的诊所提供会诊服务，这就是所谓的远程会诊。可见远程放射学的概念与图像的传送、异地诊断均有关系。

3. PACS 系统构成

系统采用集中式管理，分散存储的系统结构模型。采用标准 C/S（客户机/服务器）模式，从结构上来说由两部分组成：工作站端模块、服务器端模块。整个系统有五大模块组成：数据管理、图像处理、通信、报告打印、权限管理。

数据管理部分主要完成解析 DICOM 和数据库相关的操作，包括：DICOM 文件的存取，数据库的查询、添加、删除记录，数据备份和恢复等；图像处理模块主要功能是完成图像的处理和显示；通信模块主要功能是遵从 DICOM 标准进行安全快速的数据传输；报告打印模块主要是实现图文报告和胶印打印的功能；权限管理模块的主要功能是对系统的整个权限进行管理。以上各个模块在系统运行中统一协调工作。

（1）数据管理子模块

功能包括：

连接数据库，提供对数据库表的操作。从 DICOM 数据库集中提取信息，可以保存到数据库中。向图像处理模块提供 DICOM 数据集。调用通信模块发送数据集。接受从通信模块传来的数据集，并将其存入本地数据库。数据的查询，能够构造条件表达式，根据条件表达式对本地数据和归档服务器数据构造 SQL 语句，合理地显示数据。

本模块在接收到通信模块传来的 DICOM 数据库集之后，从该 DICOM 数据库集中提取患者信息并将其存入本地数据库。当外部文件打开数据库时，用户可以选择确定是否保存到该数据库。

用户在查询后，根据用户选择的数据源类型（本地还是其他设备），产生条件表达式（字符串列表），若目标为本地数据或归档服务器，则表达式构造 SQL 语句，若目标为其他工作站，则该表达式构造成 DICOM 标准的命令集，用户可以查看感兴趣的病例影像。

（2）通信模块

功能包括：

可选择接收其他设备的连接请求。从其他设备查找数据。

向其他设备发送 DICOM 数据集。向 DICOM 打印机发送打印命令。

（3）图像处理模块

功能包括：

从 DICOM 数据集中分离出图像数据，图像数据保存到图像列表。其他数据保存到一个空的 DICOM 数据集中。

显示图像列表中的图像，可以切换显示方式（显示全部图像或单独显示一幅图像）。

图像信息的同步显示，在操作中用户可以打开其他病例的图像进行对比显示。

DICOM 图像的自动标注信息显示。对不同患者的图像分割显示，便于对比。

可以向通信模块和数据管理模块发送 DICOM 数据集。

图像可以进行色彩调节和显示方式调整。高灰度（12 位或 16 位）DICOM 图像的窗宽窗位调解，调节时信息同步更新。若该病例有多个切片时，可以动态播放图像序列。所有的图像可以切换显示角度，可以通过放大镜观察图像，按一定比例显示图像。可以加入图像的标注和测量信息。

（4）打印模块

本系统的打印模块从总体上分两个部分：图文报告的打印、胶片打印。图文报告的打印采用了报告模板的方式，因为用户的需求不同，对报告的格式要求不一样，为最大限度满足用户的需要，并且增加系统的灵活性，系统采取报告模板的方式进行打印模板的设计。用户可以根据自己的具体需要设计自己的模板，然后每次打印时均可重用该模板。

DICOM 胶片打印机可以直接将图像打印在胶片上，并长期保存，图像清晰度可以和原有的 X 线胶片相媲美。该打印机采用标准的 DICOM 接口，通过 DICOM 通信方式将要打印的图像传送到打印机上实现胶片打印。

（5）权限管理模块

本系统的权限管理设计思路是：将系统的基本模块和功能分为具体的项目，然后根据不同的用户角色进行权限的设置，用户通过用户名和密码进行验证。考虑到医学影像工作站的主要工作环境是处于网络之中，并且它的重要功能就是对图像的存取，因此主要对服务器的存取权限进行了限制，对服务器的操作分为只读、只写和可读写三种。

DICOM 标准的组成、功能及其相互关系

完整的 DICOM 由 15 个部分构成，各部分是相互关联的独立文件。虽然某些部分的内容在不断补充和完善，但总体框架已经最终确定。

（1）介绍与总论

全面介绍 DICOM 的历史、目的、结构和适用范围，并对其他部分的内容做了简介。

（2）兼容性（或称遵从性）

详细说明 DICOM 的兼容性目的和架构，同时给出了在开放互联方面对遵守该协议的设备的具体要求。

（3）信息实体定义

针对用于数字化交流的实际医学影像给出一个抽象的定义，同时定义了可以使用 DICOM 进行通信的类别。

（4）服务类的说明

对一系列的服务类进行了定义，给出用于数字化交流的操作行为的抽象定义，即定义使用 DICOM 进行通信服务的类别。

（5）数据结构和语义

对数据结构及数据的编码进行说明。

（6）数据字典

包括对所有 DICOM 数据以及所有在 DICOM 标准内部定义的数据的注册和认可信息。

（7）信息交换

本部分定义了 DICOM 命令的结构（命令结合相关数据即组成 DICOM 消息），同时也定义了 DICOM 应用实体间的协议握手方式。

（8）网络通信支持下的数据交换

这一部分说明了在网络中，DICOM 如何使用 TCP/IP 和 OSI 网络传输协议。

（9）点对点传输下的信息交换

说明在点对点传输下支持应用 DICOM 协议进行数据交换的服务器和网络上层协议，说明 DICOM 如何支持 50 针点对点消息通信的服务和协议。

（10）介质储存和存储介质间交换的文件格式

它提供了一个用于不同类型医学影像间数据交换及不同物理介质相关信息交换的

框架。

（11）介质存储的应用方式

说明将医学影像信息存储于可移动介质的模式。

（12）介质格式和用于内部交换的物理介质

描述了如何快捷交换医疗环境中数字影像计算机间的内部信息。这样的交换可应用于医学图像诊断或其他潜在的临床领域。

（13）点对点传输下的打印管理

详细说明打印提供者在点对点连接的情况下支持 DICOM 打印管理所必需的服务和协议。

（14）显示的灰度标准

详细说明灰度图像的标准显示功能，它提供了一些样例、方法，说明如何调整灰度图像与显示系统。

（15）安全策略方法

说明了具体应用所应遵循的安全策略的兼容方式。

三、CSCW 与远程医疗系统

1. CSCW 概述

计算机主持协同工作（Computer Supported Cooperative Work，CSCW）是在信息时代发展起来的一类新兴学科。信息化社会中的生活方式和劳动方式具有群体性、交互性、分布性和协作性的特征。计算机系统结构沿着"单机单用户—单机多用户—多机系统—计算机网络—计算机互连、互操作和协同工作"的方向发展，而计算机互连、互操作和协同工作构成的网络计算和协同计算是实现 CSCW 的基础。

随着社会的发展和科技的进步，各种工作变得越来越复杂。以前完成一项工作可能只要一个人或几个人就能胜任了，现在与以前大不相同了，几乎每项工作的完成都是许多人智慧的共同结晶，因此协同工作在当今社会变得日益重要。在协同工作中最重要的问题是如何提高整个工作的效率。为此，在通信和计算机技术日益成熟的当今信息社会中，计算机支持的协同工作 CSCW 也就应运而生了。

在这里，我们把 CSCW 定义为：地域上分散的一个群体借助计算机和网络技术，共同协作来完成一项任务，其包括协同工作系统的建设、群体工作方式的研究和支持群体工作的相关技术研究、应用系统的开发等。

根据 CSCW 的定义可知，CSCW 中两个基本概念是共同任务和共同环境。所谓共同任务就是合作者共同完成的任务。所谓共同环境，从时间和空间的角度来考虑，就是能即时地将现场的各种信息传送给所有合作者的某个共享环境，使协作者了解环境的各种状态，从而有效地进行合作，例如实时多媒体视频会议环境等。这样，在共享环境中协作完成共同任务的 CSCW 系统串，根据基本活动方式、群体成员地理分布位置及其规模、使用的基本工具和环境、应用等对其进行分类。

2. CSCW 与远程医疗系统

CSCW 系统的应用领域宽广，已经开发出和正在开发各种 CSCW 系统。远程医疗系统中的协同诊断就是其中一个应用。远程医疗系统由低到高可以分为三个层次。

①顶层涉及实际的一些医疗服务，如远程诊断、远程监护、远程会诊、远程管理及其他服务。

②第二层由为远程医疗提供必要的通信和计算机支持协同工作（CSCW）环境的所有计算机应用程序组成。这些应用程序包括电子邮件、多媒体会议系统、同步和异步会诊、远程会议系统、分布式医疗数据库的查询工具和其他提供信息职务的应用程序。

③底层由支持上层应用的软硬件系统构成，它支持医疗设备、分布式工作站、通信网络和其他资源。

协同会诊系统是远程系统中的重要组成部分，是实现远程协作会诊不可缺少的工具。通过协同诊断子系统，会诊专家可以对患者的病情进行全面的讨论、诊断。

（1）系统分析

管理各个诊室的在线会诊专家，可将其调到不同的诊室中，也可以根据需要断开客户端的连接，为会诊提供相关患者的病历资料。

（2）系统体系结构

遵从远程会诊系统的分布式特点，远程会诊系统由服务器端和客户端两部分组成，服务器端监听客户对某个特定端的网络连接请求，并与之建立连接，这个客户的数据就可以发送到服务器，再由服务器发给其他客户。客户端的任务是将用户的输入数据发送给服务器，同时接收服务器转发的别的用户的输入数据。也就是说，每个客户端只与服务器进行通信，并不直接与其他客户建立连接。其优点是客户端不需要管理和维护其他客户的信息，系统结构更明晰了，系统效率也更高。

（3）系统运行过程

①在服务器端，应用程序启动，作为守护进程接收客户端的请求。服务器端的主线程负责监听某个端口，并为每个发出请求的用户建立用户空间线程，这个线程负责接收

记录用户的信息，更新用户名单列表，接收用户的发送线程发出的数据，并交给服务器转发线程进行转发。

②客户端通过 Web 的页面向服务器的某个端发送连接请求。

③服务端接收到这个请求，检验该用户的合法性，并与之建立连接。

④待连接建立后则由用户的发送线程发送该用户的输入数据到服务器。

⑤服务器转发线程根据用户名单列表逐一发送数据到每个用户的接收线程。在客户端，用户接收线程接收服务器转发的数据，交由用户主线程进行处理。

（4）远程会诊系统用户分配

远程会诊系统用户角色上分为普通医生、会诊中心专家、分诊人员和中心管理员四大类。

①普通医生：

目前，许多医院或者因为资金短缺不能购置昂贵的医学影像设备，或者因为缺乏专业人才，即便拥有医学影像设备也没有合适的人使用，又或者有些疑难病症无法得出正确的诊断。存在以上这些问题的医院都希望能够得到有关专家的协助，在这些医院里面工作的普通医生（在下文中用"医生"一词代替），在需要专家帮助的时候可以通过远程会诊系统向会诊中心提交有关病历。

②会诊中心专家：

会诊中心专家是指省级乃至全国最有名望的医学影像专家（在下文中用"专家"一词代替"会诊中心专家"）。他们作为会诊中心固定的专职人员，负责处理会诊中心接收的病历。

③分诊人员：

会诊中心的专职分诊人员负责通过远程会诊系统的分诊模块把医生提交上来的病历分配给合适的专家，专家就可以在登录远程会诊系统后看到自己需要诊断的病历。

④中心管理员：

中心管理员负责会诊中心的网络以及病历数据的维护和用户权限的管理。在整个系统运作的同时牵扯着费用的收支，所以数据及账户的安全性和完整性变得非常重要。该系统要有专人进行及时的维护和管理工作。管理员在对系统进行维护的时候，主要是在网页上面完成的。该系统中的网站部分有一套完整的数据浏览、增删和修改页面，通过它们，管理员可以方便地执行对数据库的各种操作。

（5）远程会诊具体流程

①专家中心准备：

远程门诊开诊的疾病范围：从重症疾病到常见病、多发病。专家中心在对各会员医院所在区域的疾病发病特点进行大量调查，并与有关专家就疾病进行远程会诊的可行性分析后，确定某些疾病作为远程门诊的开诊疾病。为保证此类疾病的会诊质量，患者需要先行做好相关的辅助检查，专家中心将专家要求的基本辅助检查项目通知各会员医院或公布在网上。

出诊专家的确定：专家中心在获取了疾病的基本信息后，在知名专家中寻找合适的专家为预选专家，一方面通过合作医疗机构确定预选专家的出诊可能性；另一方面，通过私人渠道确定预选专家的出诊意向。

编制专家出诊表：专家中心每半个月编制一次专家出诊月表，在表中详细标明专家简介、出诊疾病、出诊时间。专家中心提前半个月将后半个月的专家出诊信息传真给各会员医院，给会员医院有充分的宣传准备时间。同时，专家中心将专家的出诊情况也公布在医疗网上方便各地患者及时查看。

②会员医院的准备：

会员医院在专家中心的良好支持下，可以将远程门诊作为一个特色门诊归入自己医院的专家门诊序列，定期公布网上专家出诊安排表，方便广大患者及时获得专家的出诊时间并有充分的时间进行就诊前的准备。

③就诊流程：

本地医生将数字化图像资料连同文字资料（患者的性别、年龄、住址、病史等）及各种辅助检查资料送到本地数据库，然后可以在本地 PACS 中浏览病历，进行诊断。如果发现某些病历需要提交给专家时，就在会诊申请表中填写会诊要求，连同病历、影像数据通过 Internet 提交到会诊中心。其中患者的病历编号，基本信息通过侦听程序放到数据库中，其影像资料以及申请书上传到服务器适当的存储空间中。会诊申请表提交后，若有改动，必须在远程会诊中心分诊系统处理之前完成。

在会诊开始前至少一个工作日，会员医院向专家中心提交患者的就诊申请，为患者进行网上挂号。此时，提交的申请患者资料若不全，在挂号后医院可以继续为患者组织资料，组织资料时应参照出诊专家要求的基本辅助检查资料来进行。专家中心根据专家出诊当日的接诊能力确定就诊患者数量，对没能挂到号的患者将另行通知专家下次出诊时间。

远程会诊系统本身也有原始开发及维护费用，所以对于医生该系统是收费的。医生在使用远程会诊系统的时候只是用到本地 PACS 这一部分，所以在他们进入本地 PACS 的时候需要输入预先分配给他们的所在医院代号、用户名和账户，由程序自动与会诊中心服务器的侦听程序通信验证其正确性，在确认用户正确时方可进入系统。分诊人员在登录之后进入网站相应页面。通过网站将病历记录分配给相应的专家，为会诊做准备工作。

从这时开始，正式进入会诊阶段。

专家的工作地点不一定要在固定地点，我们系统在设计上是面向 TCP/IP 的，也就是说，只要有一台连着广域网并装有专家 PACS 的机器，专家就可以在上面进行会诊工作。参与会诊的专家在进入专家 PACS 的时候也需要用户的身份验证，以便登记专家费用。专家登录之后程序会自动接收到请求会诊的信息，专家可以查看病历列表，确定会诊的时间。会诊过程中，专家根据病历号访问会诊中心，获取图像资料等有关患者的信息，双方医生可以在共享医学图像的情况下进行实时交流，提问与回答。

专家远程给出会诊意见（包括诊断及治疗），传送到会诊中心。侦听程序将按照病历号反馈给请求会诊的医生，当地医生将按照专家的意见完成疑难病症的诊断。

上述是在专家和医生都具备足够的软硬件条件下才能进行的高级会诊方式。当有一方不具备条件时，则不能进行实时的同步会诊操作，由专家离线诊断后，通过专家 PACS 把诊断结果传至会诊中心数据库。

（周辉）

第三节　护理健康教育 MOOCs 课程建设

一、MOOCs 概述

1. MOOCs 简介

MOOCs 又被称为"慕课"。其中"M"代表 Massive（大规模），指的是大规模的注册和使用人数，可让数万人在线同时学习某一门课程；第二个字母"O"代表 Open（开放），指的是学习气氛浓厚，以兴趣为导向，只要同学们想学习，都可以打开网站找到相应内容进行学习；第三个字母"O"代表 Online（在线），指的是时间空间灵活，使用客观、自动化的线上学习评价系统，如随堂测验、考试等，而且还能运用大型开放式网络课程网路来处理大众的互动和回应，自我管理学习进度，自动批改、相互批改、小组合作等，保证教学互动，全天 24 小时开放，提出问题 5 分钟后能得到反馈。这一课程不同于传统的电视广播、互联网、辅导专线、函授等形式的远程教育，也不完全等同于近期兴起的教学视频网络共享——公开课，更不同于基于网络的学习软件或在线应用。

2. MOOCs 的课程范围

MOOCs 是以联通主义理论和网络化学习的开放教育学为基础的。这些课程跟传统的大学课程一样循序渐进地让学生从初学者成长为高级人才。课程的范围不仅覆盖了广泛的科技学科，比如数学、统计、计算机科学、自然科学和工程学，也包括了社会科学和人文学科。慕课课程并不提供学分，也不算在本科或研究生学位里。通常，参与慕课的学习是免费的。然而，如果学习者试图获得某种认证的话，则一些大规模网络开放课程可能收取一定的学费。

3. MOOCs 的授课形式

课程不是搜集，而是一种将分布于世界各地的授课者和学习者通过某一个共同的话题或主题联系起来的方式方法。尽管这些课程通常对学习者并没有特别的要求，但是所有的慕课会以每周研讨话题这样的形式，提供一种大体的时间表，其余的课程结构也是最小的，通常会包括每周一次的讲授、研讨问题以及阅读建议等。

4. MOOCs 的测验

每门课都有频繁的小测验，有时还有期中和期末考试。考试通常由同学评分（比如一门课的每份试卷由同班的五位同学评分，最后分数为平均数）。一些学生成立了网上学习小组，或跟附近的同学组成面对面的学习小组。

5. MOOCs 的主要特点

①大规模的：不是个人发布的一两门课程；"大规模网络开放课程"（MOOC）是指那些由参与者发布的课程，只有这些课程是大型的或者叫大规模的，它才是典型的MOOC。基于宽带网络、智能手机和移动技术的迅速普及，受众非常广泛。所谓"大规模、开放式"，就是说任何人都可以注册，学习者的数量不受限制，除了特定的证书或学分外，学习者也无须缴纳任何费用。对于学习者来说，这样的课程进入门槛很低，只要拥有一部联网电脑，就可以按自己的需要和兴趣进行学习，时空和经费对人的学习需求的限制降到极小。

②开放课程：尊崇创用共享（CC）协议。只有当课程是开放的，它才可以称之为MOOC。在慕课平台上，学生可以根据自己的不同兴趣、不同的学习准备情况、自己的时间需要注册自己需要的课程；完成注册后，在课程的开放周期内，可以观看教学视频，完成并提交作业，在社区讨论、互评作业、参加测试；如按要求完成以上学习环节，甚

至有可能取得证书乃至学分。在线课程直面学生、市场的考量与选择，教学质量评估在自由选择的市场环境中变得简单而公正，学生投票评估教学质量变得通行无阻。在线课程让某一高校的课程与教学质量不再是单一校园内的事情，而在全球范围内变得透明、具体。

③网络课程：不是面对面的课程，这些课程材料散布于互联网上。人们上课地点不受局限。无论你身在何处，都可以花最少的钱享受美国大学的一流课程，只需要一台电脑和网络连接即可。

6. 我们身边的慕课

目前，2012 年起，清华大学、北京大学、复旦大学、上海交通大学等相继宣布加入世界最大在线课程网络教育联盟"MOOC"，为学校教育的改革吹响了新的号角。慕课拆掉了大学的"围墙"，教育资源不再有时空限制，它作为一种较为稳定实用的基本教学模式在我国也开始风生云起。

复旦大学首门慕课课程"大数据与信息传播"于 2014 年 4 月 1 日正式上线。课程由复旦新闻学院程士安教授执鞭，剖析大数据时代"人"、"媒体"与"信息"的独特关系和基本规律。课程面向复旦学生开放，实体课堂讨论的情况可以通过在线课程视频反馈给社会，网络平台上的争鸣也能及时回传课堂，实现在线课程与实体课堂同步互动。

复旦大学副校长陆昉亲自进行了"微课程"实践。他从半导体物理课中拿出一个章节，进行"混合式的教学变革"——将"慕课"和传统课堂教育两相结合。在课堂上，他提出一系列问题，要求学生课下自己看视频，然后在课上分小班交流讨论，学生感觉非常不错，一方面加深了对问题的理解和掌握，锻炼了自己的表达能力，同时团队协作能力也得到了提高。尽管需要师生花更多的时间，但是收获非常明显。陆昉认为，慕课带来的教育改革和新教学模式的思考，远远比加入慕课要重要得多。复旦希望借由加入 Coursera 这一契机，改变复旦的教课方式。

如果说"云课堂"打破了教室的"围墙"，而慕课则打破了学校的"围墙"，让优质的教育资源不再有时间和空间限制，随着新技术的发展，有能力的学生可以选择更好的资源，不再局限于自己的学校提供的教学条件。而有报道表示，国外一些公司已经开始考虑招聘时是否承认慕课三大供应商的课程证书，这就意味着，也许未来学生通过在线教育平台学习拿到证书就可以找到工作，而不一定非要拥有名牌大学的学位和学历证书。

那么，未来在线课堂，能否取代传统的大学课堂呢？原清华大学校长陈吉宁表示，慕课拆掉了大学的围墙，教育者必须重新思考并重塑大学与社会的关系，才能更好地履行大学服务社会这一重要职能。上海交通大学副校长黄震表示，慕课现阶段还不可能取代传统的高等教育，毕竟校园生活的经历、校园文化的熏陶都是在线课程难以替代的，以慕课冲击为契机，加快大学教学、管理的根本变革，实现两者的融合才是更好的姿态。上海交大在这方面正在探索前行，其慕课上线十余万人同听一课。从 2013 年 12 月起，上海交通大学精品慕课"数学之旅"、"中医药与中华传统文化"在全球最大在线课程平台 Coursera 上正式发布，不分国籍、全网络在线教学，让手机、平板电脑都成为"课堂"。"在赤道为地球做一个箍，紧紧箍住地球，如果将这个箍加长 1 米，一只小老鼠是否可以通过？""从中医学理论来看，为什么熬夜、不吃早饭都是需要戒掉的坏习惯？"来自全世界多达十几万名学生，可以在同一个"课堂"上，听交大名师就这些问题给出专业答案。

华东师范大学在 2013 年 9 月成立慕课中心。该中心是研究与开发基础教育、教师教育慕课，并推动慕课在各领域高质量地得到实施的学术性组织。该校在大规模在线开放方面已取得不错的成就。其 C20 慕课联盟成员校已有浙江省镇海中学、福州市第一中学、清华大学附属中学、中山市纪念中学、长沙市长郡中学、西安交通大学附属中学、上海市华东师范大学附属第二中学、贵阳市第一中学、江苏金陵中学、上海交通大学附属中学、青岛市第二中学、杭州市学军中学、东北师范大学附属中学、郑州市外国语中学、江苏省锡山高级中学、辽宁实验中学、西安师范大学附属中学、哈尔滨第三中学、山西大学附属中学、上海七宝中学教育集团等学校已结成联盟，共享教育资源。

根据心理学的研究，人的高效专注时间长度在 15~20 分钟，慕课课程内容通常按照这个时长编排视频，方便学习者利用碎片时间进行高效学习；学生如有疑问，可反复观看视频直到理解为止，这在面授课堂上几乎是不可能的；在线观看视频时，经常会有插入的随堂测试题检验学习者的理解程度，而课后的在线测试可以及时对学习者的答题情况进行反馈，这是符合学习理论中反馈律的要求的。当然，这种近乎充分自由的学习方式，要求学习者有更强的自主性和自我控制能力。

就目前看到的"大规模、开放式在线课程"而言，可以发现，在慕课模式下，大学的课程、课堂教学、学生学习进程、学生的学习体验、师生互动过程等被完整地、系统地在线实现。

MOOC 是新近涌现出来的一种在线课程开发模式，它发端于过去的那种发布资源、学习管理系统以及将学习管理系统与更多的开放网络资源综合起来的旧的课程开发模式。通俗地说，慕课是大规模的网络开放课程，它是为了增强知识传播而由具有分享和协作精神的个人组织发布的、散布于互联网上的开放课程。

这一大规模在线课程掀起的风暴始于 2011 年秋天，被誉为"印刷术发明以来教育最大的革新"，呈现"未来教育"的曙光。2012 年，被《纽约时报》称为"慕课元年"。多家专门提供慕课平台的供应商纷起竞争，Coursera、edX 和 Udacity 是其中最有影响力的"三巨头"，前两个均进入中国。

MOOC 是以联通主义理论和网络化学习的开放教育学为基础的。这些课程跟传统的大学课程一样循序渐进地让学生从初学者成长为高级人才。课程的范围不仅覆盖了广泛的科技学科，比如数学、统计、计算机科学、自然科学和工程学，也包括了社会科学和人文学科。慕课课程并不提供学分，也不算在本科或研究生学位里。通常，参与慕课的学习是免费的。然而，如果学习者试图获得某种认证的话，则一些大规模网络开放课程可能收取一定学费。课程不是搜集，而是一种将分布于世界各地的授课者和学习者通过某一个共同的话题或主题联系起来的方式方法。

尽管这些课程通常对学习者并没有特别的要求，但是所有的慕课会以每周研讨话题这样的形式，提供一种大体的时间表，其余的课程结构也是最小的，通常会包括每周一次的讲授、研讨问题以及阅读建议等。

二、护理健康教育

1. 护理健康教育范畴

护理健康教育包括护理健康教育的性质、任务、研究对象、内容、方法；护理健康教育基本概念；健康测量指标和生活质量评价标准；健康相关行为与健康教育促进规划设计的基本概念和原理，心理健康教育概念与教育方法。叙述了患者教育程序；患者教育技巧；护士在患者教育中的地位和作用以及内、外科常见病的健康教育，也为广大护士提供了全面系统的健康教育知识。护理健康教育学是一个迅速发展的学科。近年来，护理健康教育正在经历着一个迅速发展和崛起的阶段，这种十分积极的发展受到来自两个方面的激励和支持：其一，是社会的需要；其二，是专业自身的发展。正是由于这两方面的原因，护理健康教育学已经成为护理学专业最受瞩目的学科之一。

社会需要是任何学科发展的原动力。在 21 世纪，人们比任何时候都更加关注自身的健康，各国政府和科学家都在投巨资和精力研究健康问题。人类基因组计划的完成和临床应用可能是新世纪最先到来的巨大的科学成就。以此为契机，人类的健康和生活必将变得更加美好。在这一崇高目标的追求中，护士将扮演着十分重要的角色。

护理学科的发展也是促进护理健康教育发展的重要因素。整个 20 世纪，护理学走过了从单纯"护病"到全面"护人"的历史阶段。当护理界有识之士倡导开展以患者为中心的整体护理的时候，护理健康教育便提到了学科发展的日程。因为，没有健康教育的护理，不能称其为整体护理。

几乎在转眼之间，护理健康教育在全国所有的医院都得到了不同程度的开展。更可喜的是，一大批护理健康教育专著相继问世，广大护理工作者在临床实践中总结了丰富的护理健康教育经验。相信在不久的将来，护士掌握护理健康教育的基本理论和方法，将犹如掌握注射、穿刺、换药等基本护理操作技术一样娴熟和得心应手。

2. 护理健康教育的技术与手段

护理程序是护理学科发展的重要成果。几乎所有的临床护理问题都可以通过护理程序得到更好的解决。近20年来，中国护理界发生的最大变化，就是广大护理工作者已经掌握或正在掌握护理程序这一科学的理论和方法。

应用护理程序开展健康教育使健康教育工作有别于以往的卫生知识宣教，从而使健康教育不仅作为一种宣传手段，而且也成为一种护理和治疗手段。而这一目标的实现，正是由于应用了护理程序。与应用护理程序开展临床护理一样，护理健康教育程序也包括了以下5个基本步骤。

评估：系统地收集受教育者学习需求的资料和信息。

诊断：对患者及家属所需健康知识和帮助的判断。

计划：对将开展的健康教育活动做出安排。

实施：将计划中的各项教育措施落到实处的过程。

评价：对教育效果作出判断，必要时进行重新评估。

3. 护理健康教育方法

护理健康教育是护理与教育的有机结合。应用教育学的基本方法是开展护理健康教育的有效途径。不同的教育方法具有不同的教育效果，而丰富多彩的教育方法为我们有针对性地开展护理健康教育提供了最佳的教育手段。我们可以把常用的护理健康教育方法归纳为以下20种：讲授法、谈话法、演示法、读书指导法、参观法、实验法、实习作业法、技术操作法、咨询法、小组法、座谈法、劝服法、传单法、展览法、标语法、墙报法、美术摄影法、广播录音法、幻灯投影法、影视法。

4. 护理健康教育科研方向

我国医院健康教育工作刚刚起步，在进行健康教育实践过程中，必须注意健康教育的科学研究，并及时将研究成果推广应用，以加快我国医院健康教育工作的进展。黄津芳（沈阳军区总医院护理部）在《中华护理杂志》1998年第11期发表《医院健康教育的科研方向》一文，对此作了较多的阐述。其中，关于当前医院健康教育的选题方向，概括为以下7个方面。

①对教育需求的研究。通过大样本调查，客观系统地了解我国医院患者的健康观和健康教育需求特点，为有针对性的健康教育提供依据。

②对教育内容的研究。根据我国患者住院时间长，教育人力资源相对不足的具体情况，研究患者在住院期间必须开展的教育内容，突出医院教育的特色。

③对教育形式的研究。通过教育实践，研究建立适应不同患者的教育方法，并从中筛选最佳教育形式。

④对教育方法的研究。健康教育方法有20余种，究竟哪些适合医院教育，用什么方法和手段诊断和处理患者的健康问题，对没有接受能力的患者应采用什么方法达到教育目标。这些问题都有待通过科研手段加以解决。

⑤对护士作用的研究。护士在医院健康教育中应扮演什么角色，具有哪些权力，承担什么责任，与医生应有哪些分工和协作，如何提高护士的教育能力。

⑥对教育效果的研究。在医院健康教育的管理上应建立哪些评价指标，怎样实现健康教育与护理工作一体化的管理模式。

⑦对教育体制的研究。医院是否应建立专门的健康教育机构，在行政、管理、资金上对健康教育的实施应给予哪些必要的保证等。

5. 护理健康教育的目标与意义

培养具有宽厚扎实的自然科学、生命科学和人文社会科学知识基础，了解医学基础理论，掌握护理健康教育学基本理论和技能，能在护理领域内从事预防保健、护理管理等工作的高素质应用型专门人才。

通过本课程的学习，使学生掌握健康教育学的基本概念与基本理论，学会健康相关行为干预的方法，掌握常用健康教育的方法和技巧，熟悉健康教育和健康促进计划的设计、实施与评价方法，具有初步的计划并管理健康教育与健康促进项目的能力。健康教育学是研究健康教育与健康促进的理论、方法和实践的科学，其利用的原则来自医学、行为学、教育学、心理学、人类学、社会学、传播学等多个学科领域。健康教育是新医学模式指导下的重要工作手段，对提高人们的健康水平有着十分重要的意义。

三、护理健康教育 MOOCs 课程

1. MOOCs 课程是护理健康教育的一条蹊径

为什么说 MOOCs 课程是护理健康教育的一条蹊径？常言道，打开一扇窗户，照进一道阳光。在当下信息大爆炸、互联网四通八达的情况下。传统的课堂教育的效果越来越差，填鸭式的教育常常会因为"鸭"已经吃饱或吃了半饱了或根本不喜欢你来"填"，而使"填"的过程不顺利、低效率，甚至不愉快。

每个医疗工作者都明白，治病要对症下药。教育也一样，要量体裁衣，不同的种子要用不同的肥料，他们会开不同的果和不同的花，各就各位才能和谐发展，强求一致，一定是事与愿违、事倍功半。所以，我们在讨论开展护理健康教育和护理继续教育前，一定要明白自己的教育对象、一定要有一些选择，一定要注意自己的教育方式对于这些被教育者的适宜性。

2. 护理健康课程具备 MOOCs 课程的所有要素

护理健康课程从设计和内容上包括了学习资源、学习活动（人机交互、人人交互）、学习评价、学习服务等课程学习、教学、管理所需的所有要素，其内容和教学过程比 MOOCs 的在线课程要更加丰富和完整。从教学组织和实施上，学生能够通过网络核心课程完成所有学习任务，教师能够通过网络核心课程完成所有教学任务。如开展 MOOCs 课程，现有的体系中的教学团队能够分班分组，按照一定的教学周期，为学生提供全过程的教学服务。从技术支撑上，基于 moodle 建设的网络核心课程，能够实现所有资源、活动、评价对各类学生用户（正式学生、注册的非正式学生、访客）的权限控制（如对活动是否具有访问、参与权限），加上基于云计算的运行支撑环境，为大规模向社会开放课程提供了足够的技术支撑。

对比 MOOCs 的教学要素，护理健康课程无论是在教学设计、课程内容，还是从教学组织和实施、技术支撑环境上，都具备 MOOCs 课程所要求的所有内容，能够成为 MOOCs 的课程。

以"护理健康教育实施"为例：

认知前提	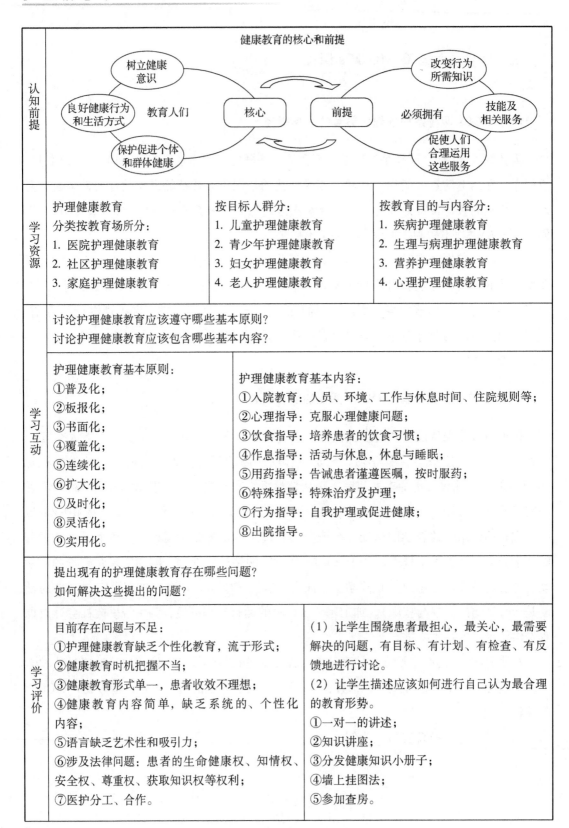

健康教育的核心和前提

树立健康意识

良好健康行为和生活方式　教育人们

保护促进个体和群体健康

核心　前提

改变行为所需知识

必须拥有　技能及相关服务

促使人们合理运用这些服务

学习资源	护理健康教育 分类按教育场所分: 1. 医院护理健康教育 2. 社区护理健康教育 3. 家庭护理健康教育	按目标人群分: 1. 儿童护理健康教育 2. 青少年护理健康教育 3. 妇女护理健康教育 4. 老人护理健康教育	按教育目的与内容分: 1. 疾病护理健康教育 2. 生理与病理护理健康教育 3. 营养护理健康教育 4. 心理护理健康教育

学习互动	讨论护理健康教育应该遵守哪些基本原则? 讨论护理健康教育应该包含哪些基本内容?	
	护理健康教育基本原则: ①普及化; ②板报化; ③书面化; ④覆盖化; ⑤连续化; ⑥扩大化; ⑦及时化; ⑧灵活化; ⑨实用化。	护理健康教育基本内容: ①入院教育: 人员、环境、工作与休息时间、住院规则等; ②心理指导: 克服心理健康问题; ③饮食指导: 培养患者的饮食习惯; ④作息指导: 活动与休息, 休息与睡眠; ⑤用药指导: 告诫患者谨遵医嘱, 按时服药; ⑥特殊指导: 特殊治疗及护理; ⑦行为指导: 自我护理或促进健康; ⑧出院指导。

学习评价	提出现有的护理健康教育存在哪些问题? 如何解决这些提出的问题?	
	目前存在问题与不足: ①护理健康教育缺乏个性化教育, 流于形式; ②健康教育时机把握不当; ③健康教育形式单一, 患者收效不理想; ④健康教育内容简单, 缺乏系统的、个性化内容; ⑤语言缺乏艺术性和吸引力; ⑥涉及法律问题: 患者的生命健康权、知情权、安全权、尊重权、获取知识权等权利; ⑦医护分工、合作。	(1) 让学生围绕患者最担心, 最关心, 最需要解决的问题, 有目标、有计划、有检查、有反馈地进行讨论。 (2) 让学生描述应该如何进行自己认为最合理的教育形势。 ①一对一的讲述; ②知识讲座; ③分发健康知识小册子; ④墙上挂图法; ⑤参加查房。

学习服务	在理解基础知识后提供一些建议和处理问题的方式方法和基本技巧。		运用护理程序实施健康教育： 优势需求：患者最想获取的知识，在诊疗、护理中最需要掌握的知识、能力。 评估教育需求的基本技巧： ①与患者建立相互信任的治疗性关系； ②交叉使用开放与封闭式提问方法； ③善于利用护理评估的异常资料； ④应用排队法对异常资料进行分析。
	运用护理程序实施健康教育： 护理程序是一个持续的循环过程，它包括评估、诊断、计划、实施、评价几个步骤。 评估的基本原则：全体住院患者充分准备、及时整理、与护理评估同步、保护患者隐私。 评估的基本内容：学习能力；心理状况；社会文化背景；学习经历；学习准备。	确立护理健康教育的目标： 明确教育目的，教育目标、学习目标三者的关系。 确立患者教育目标的原则： ①分期性原则； ②客观性原则； ③一致性原则。 制定患者学习的原则： 现实性原则； 同一性原则； 综合性原则； 可测性原则。	

总结宣教内容

1. 入院宣教
(1) 介绍病区环境。
(2) 介绍病区护士长、责任护士、主管医生的姓名。
(3) 介绍院内相关规章制度（探视、陪住）。
(4) 常规工作安排（查房、治疗护理时间、发药时间、测量体温时间等）。
(5) 介绍患者在住院期间的权利和义务。
(6) 讲解房间内各设施（呼叫器、电话、卫浴设施、病床、床栏等）的使用方法。
(7) 介绍病房内个人物品的摆放要求。
(8) 病房内安全防范内容：
①注意水电安全。
②贵重物品自行保管，避免丢失。
③禁止携带危险品及家用电器。
④告诫患者和家属如既往存在可能造成自身或他人人身危害的疾病（如精神病、癫痫等），必须提前告知医护人员。
⑤告知患者住院期间不能私自离院，否则出现问题后果自负。
⑥年老及行动不便者告知患者或家属加好床栏。
⑦告知患者住院期间不要自行使用可能造成安全隐患的物品，如热水袋等。
⑧告知患者在医嘱和病情允许的情况下方可淋浴，淋浴时注意安全。
⑨告知患者及家属保持病房整齐、安静，注意爱护医院的设施。
2. 非手术患者疾病相关知识宣教内容
(1) 疾病知识介绍：疾病的相关症状、注意事项、主要护理措施、治疗方法。
(2) 心理指导：心理因素对疾病的影响，调整心理压力的方法。
(3) 饮食指导：饮食的目的、种类、注意事项。
(4) 休息与活动的目的、方法及注意事项。

总结宣教内容	（5）功能锻炼的方法。 （6）用药指导：药物的名称、作用、副作用、用法及相关注意事项。 （7）各项操作前后的告知及相关注意事项（静脉输液、肌内注射等）。 （8）检查指导：标本采集的目的及注意事项，各种检查的目的及注意事项。 （9）基础病的相关注意事项。 （10）其他专科知识宣教（如母乳喂养的指导、新生儿护理知识指导等）。 **3. 手术患者的术前宣教内容** （1）饮食要求。 （2）术前各项检查的方法及注意事项。 （3）备皮的目的、个人卫生。 （4）手术时间，麻醉方式。 （5）术前用药指导。 （6）胃肠道准备。 （7）心理指导。 （8）其他术前准备。 **4. 手术患者的术后宣教内容** （1）术后饮食指导。 （2）术后体位要求。 （3）术后用药指导。 （4）疼痛的护理。 （5）各项操作前后的告知及相关注意事项（静脉输液、肌内注射等）。 （6）各种引流管道的护理方法。 （7）有效排痰的方法。 （8）术后离床活动的方法、时间及注意事项。 （9）术后功能锻炼的方法及意义。 **5. 出院宣教** （1）饮食要求。 （2）用药指导。 （3）休息、活动指导。 （4）患者情绪自我调节的方法。 （5）所患疾病的预防、注意事项。 （6）特殊护理指导（气管套管、造瘘口等）。 （7）自我症状观察。 （8）复诊时间。

  我们现在虽然还没向社会公开我们的护理健康教育 MOOCs，但以往的教学实践中，我们一直在默默坚持着 MOOCs 中的一些做法，运用着 MOOCs 中的一些碎片。现在，因为世界一流大学的参与，使得借鉴了很多远程开放教育理念和方法的 MOOCs 发展得如此迅速，并带来了改变全球教育的变革，可见一流大学在教育领域的影响力。同时，

MOOCs 的开展会反过来极大地丰富和充实一流大学的品牌，这是一个正向的相互作用。对于高职高专级别的护理健康教育，在群雄纷起的年代，只有奋起，才不至于在人家的纷起中湮灭。我们具有很好的护理健康教育方面的专业人才，也有不错的计算机网络方面的专业教师，把两者结合起来，那么，在远程教育领域，借高职高专在教学实践的转型期实施 MOOCs，在课程开发、教学组织、过程服务、技术支撑上会具有很好的先天条件，也能够承担更多的面向社会大众的终身教育服务的职责，这对宣传护理健康教育具有很大的影响力。树立护理健康教育作为远程教育新型大学的品牌，在带来社会效益的基础上，还可能带来政策、生源和经费。

护理健康教育开展 MOOCs，其商业模式定会与远程高等学历教育和护士的在职教育及继续教育的赢利方式有所不同，这种利益机制的变化带来的是办学、管理、教学组织的革命性变革。除了可以给护理健康教育带来新的商业模式外，MOOCs 在课程建设和共享机制、教学内容选择、教学服务、学分认证等方面都具有自己的特色，这在一定程度上也会促进护理健康教育整体的教学模式改革。

MOOCs 有可能会带来护理健康教育原有商业模式之外的另一块市场，MOOCs 也可以和学历教育、非学历教育形成良性互动，形成两种商业模式的融合，这需要有一个团队从市场的角度策划、组织实施，并且需要校内相关部门的密切配合，在充满挑战的同时，可以提升护理教育员工面向市场办学、教学、管理的能力。对社会免费开放网络课程，带来的是公开竞争的压力，这就要求在课程内容定位、课程教学质量等方面实现错位、优质，这也是在越来越多的教育机构参与远程教育激烈市场竞争的情况下，护理健康教育需要的决策能力和教学能力。

总之，网络核心课程能够成为 MOOCs 的在线课程，为护理健康教育开展 MOOCs 提供了一定数量的课程准备条件和基础。护理健康教育能够开展 MOOCs，但不能盲目，需要从探模式、立品牌、促改革、提能力等多个角度进行论证和规划，做好战略决策和战术部署。

3. 护理 MOOCs 课程的建设动态

MOOCs 在美国哈佛大学、麻省理工学院、斯坦福大学等知名大学提出了"大规模开放式网络课程"的概念，并开发了 edX 和 Coursera 免费开放课程平台，并对全球医学教育带来巨大的影响的情况下，为应对 MOOCs 对中国高等医学教育改革的挑战，美国中华医学基金会（CMB）于 2013 年 9 月 7 ~ 14 日组织复旦大学上海医学院、北京大学医学部、中国医学科学院北京协和医学院、中山大学医学院等四所高校医学院院长、公共卫生学院院长和骨干教师考察了美国哈佛大学、斯坦福大学、加州大学旧金山分校、麻省理工学院四所知名大学医学院和公共卫生学院的 MOOCs 课程，国家卫生和计划生育委员会科技教育司也参与了这次考察。

考察团深入学习了四所知名大学在医学教育中如何建设 MOOCs 课程平台，并参与四所大学医学院、公共卫生学院的 MOOCs 课程。这一切说明，捷足者已经先登，后来者即使不居上也至少紧跟，机不可失，时不再来。

（周辉）

参考文献

[1] 曹世华，章笠中，许美芳，等. 护理信息学 [M]. 杭州：浙江大学出版社，2012.

[2] 曹洪欣. 医学信息检索与利用 [M]. 上海：第二军医大学出版社，2008.

[3] 丁宝芬. 医学信息学 [M]. 南京：东南大学出版社，2010.

[4] 胡志全，马广鹏，吴永常. 农村社区治理及信息化管理模式研究 [M]. 北京：中国农业科学技术出版社，2012.

[5] 靳婕，周颖清. 全科团队服务模式下社区护士与全科医生的研究 [J]. 中国全科医学，2011，14（34）：3899~3902.

[6] 金英. 护理信息系统应用现状与发展趋势 [J]. 中国现代医药杂志，2008，10（2）：141~142.

[7] 康晓东，张建春，胡春红. 医疗信息系统 [M]. 北京：清华大学出版社，2010.

[8] 刘婷，臧渝梨. 临床护理信息系统的现状与发展 [J]. 解放军护理杂志，2009，26（84）：43~45.

[9] 李晓玲. 医学信息检索与利用 [M]. 上海：复旦大学出版社，2008.

[10] 李科，颜红梅. 医学信息学 [M]. 成都：电子科技大学出版社，2005.

[11] 裴文静，汪圣英. 社区医院信息系统的安全管理和数据备份 [J]. 医学信息，2013，26（5）：7~8.

[12] 石兰萍. 美国护理信息系统的临床应用 [J]. 中国护理管理，2009，9（2）：76~77.

[13] 沈小平. 护理信息学 [M]. 北京：人民卫生出版社，2012.

[14] 孙永发，杨越涵，吴华章. 我国社区卫生服务发展存在的主要问题 [J]. 中国初级卫生保健，2009，23（1）：361~362.

[15] 聂绍平. 医学信息搜集的途径与方法 [M]. 北京：人民卫生出版社，2008.

[16] 王世伟，周怡. 医学信息系统教程 [M]. 第二版. 北京：中国铁道出版社，2009.

[17] 温平川主编. 社区管理信息化应用技术规范研究 [M]. 北京：人民邮电出版社，2011.

[18] 许燕. 国内外护理信息化实践现状 [J]. 中国护理管理，2010，10（5）：11~14.

[19] 颜巧元. 护理信息管理 [M]. 北京：人民军医出版社，2013.

[20] 杨银深，刘晓玲，梁金霞，等. 护理信息系统的研究进展及应用现状 [J]. 齐鲁护理杂志，2008，14（23）：47~49.

[21] 张亮，胡志主编. 卫生事业管理学 [M]. 北京：人民卫生出版社，2013.

[22] Guyatt G, Cairns J, Churchill D, et al. Evidence-based Medicine: A new Approach to Teaching the

Practice of Medicine ［J］. Jama, 1992, 268 （17）: 2420~2425.

［23］ Patricia C. Dykes, Christine caligtan, Polun chang. 美国护理信息的应用与发展趋势 ［J］. 中国护理管理, 2010, 10 （5）: 15~18.

［24］ Sockolow P S. Challenges and facilitators to nurse use of a guideline-based nursing information system: Recommendations for nurse executives ［J］. Applied Nursing Research Anr, 2014, 27 （1）: 25~32.

［25］ 国际护理学会著, 臧渝梨编译. 国际护理实践分类. 北京: 人民卫生出版社, 2011.

［26］ PubMed ［EB/OL］. ［2014-03-20］. http: //www. ncbi. nlm. nih. gov/pubmed

［27］ 中国知网 ［EB/OL］. ［2014-03-20］. http: //www. cnki. net/

［28］ 万方数据知识服务平台 ［OL］. ［2014-03-20］.

图书购买或征订方式

关注官方微信和微博可有机会获得免费赠书

 淘宝店购买方式：

直接搜索淘宝店名：**科学技术文献出版社**

 微信购买方式：

直接搜索微信公众号：**科学技术文献出版社**

 重点书书讯可关注官方微博：

微博名称：**科学技术文献出版社**

 电话邮购方式：

联系人：王　静
电话：010-58882873，13811210803
邮箱：3081881659@qq.com
QQ：3081881659

汇款方式：

户　名：科学技术文献出版社
开户行：工行公主坟支行
帐　号：0200004609014463033